Feng Shui Lógico

Método Solar

CIP-BRASIL. CATALOGAÇÃO NA PUBLICAÇÃO
SINDICATO NACIONAL DOS EDITORES DE LIVROS, RJ

V516f
3. ed.

Vecchi, Stela, 1954-
Feng Shui Lógico : Método Solar / Stela Vecchi - 3. ed. - São Paulo : Ícone, 2021
160 p. : il. ; 24 cm.

ISBN 978-85-274-1262-9

1. Feng-Shui. 2. Feng Shui Hemisfério Sul. 3. Harmonia ambiental. 4. Vida espiritual.
I. Título.

14-12160 CDD: 133.333
CDU: 133.33

08/09/2021 08/09/2021

Stela Vecchi

Feng Shui Lógico

Método Solar

3ª Edição

Ícone editora

Capa
Fotografia feita pela autora em 8/6/1999,
no Vale Sagrado dos Incas, em Cuzco, Peru.

Contracapa
Ilustração - Rafael Vecchi Cezario

Ilustrações
Gilberto Ribotta Júnior

Caracteres chineses
Daniel Correandri

Diagramação
Andréa Magalhães da Silva
Suely Danelon
Matheus Fanelli

Revisão
Rosa Maria Cury Cardoso

Ícone
editora

Rua Javaés, 589 – Bom Retiro
CEP: 01130-010 – São Paulo/SP
Fone/Fax: (11) 3392-7771
www.iconeeditora.com.br
iconevendas@iconeeditora.com.br

Feng Shui Lógico

Método Solar

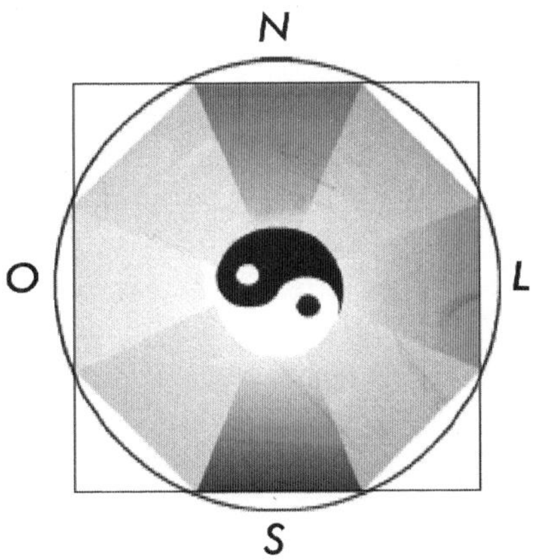

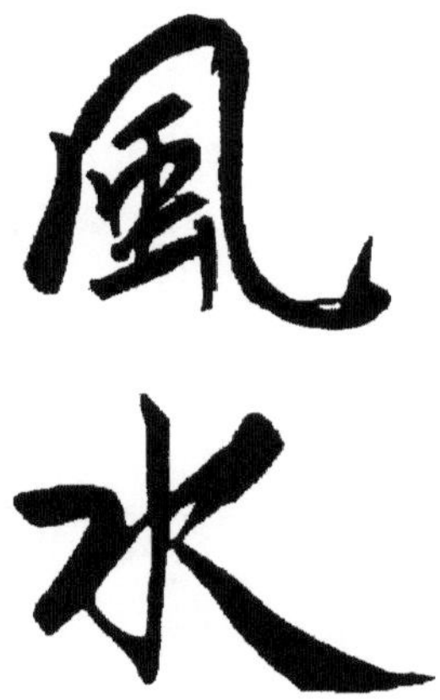

Como utilizar as técnicas Feng Shui de forma lógica e racional para facilitar o encontro consigo mesmo, com o outro e com o cenário natural.

A harmonia entre o ser humano e o seu habitat, evidenciando as relações que estabelecemos com nossa moradia e local de trabalho é o campo de estudo do **Feng Shui**, terapia ambiental que proporciona maior qualidade de vida e coloca o ser humano em sintonia com o Cosmos que o cerca.

Stela Vecchi

Agradecimentos

Em primeiríssimo lugar, agradeço à Vida e ao Seu Criador.

A Jesus Cristo, Mestre dos mestres, que com sua vida iluminada nos abriu as portas da imortalidade.

A Lao Tsé, que tão bem definiu a Realidade Última de todas as coisas e a unicidade do Ser.

À todas as Escolas de Feng Shui do passado, presente e futuro.

Ao espírito de perdão, energia divina que cura e transmuta o mal em bem.

À Luz do Sol e à Luz do Espírito, que guia nossos passos no caminho da Verdade, da Plenitude e da Paz.

Ao futuro, ao espírito de discernimento e integração que regerá a Terra, levando o ser humano a ocupar o lugar que lhe cabe desde o início dos tempos.

Numerosas pessoas foram muito importantes nesse processo que me levou a escrever esse livro.

Um amigo especial que o tempo distanciou, mas que está sempre vivo em meu coração: Walter, que percebeu minha inclinação para esse assunto, Feng Shui.

A Oscar Quiroga, cujo conhecimento muito me auxiliou a encontrar minha verdadeira vocação.

Aos numerosos clientes, pessoas que buscam a harmonia com sinceridade e que me permitiram ver o lado prático do estudo. Muitos de meus amigos hoje são ex-alunos dos cursos de Feng Shui que ministro e clientes, como a Cristiane Viviani e Kelly Abramo, parceiras no amor dessa sabedoria.

Dentre eles destaco o Eng. Carlos Pires, pessoa sensível e que busca essa harmonia já há muito tempo.

No desenvolvimento da parte filosófica saliento Maria de Fátima B. De Pina e o querido Daniel Ferreira Júlio, precursor em seu trabalho e visão pessoal do novo mundo que já está entre nós.

A Daniel Correandri, profundo conhecedor da filosofia taoísta e que em nossas trocas de visão filosófica acrescentou tanto ao meu mundo interno.

À Cláudia Vera Bay Muller, da Pousada Toca das Bromélias em Campos do Jordão, amiga de coração e irmã de alma.

À Eliane Vecchi, irmã que partilha o gosto pelo estudo das naturezas humanas através da numerologia e que me prestou ajuda inestimável alertando-me para os meus momentos, para que eu extraísse o melhor de suas influências.

A Roberto Pantarotto, do Espaço Mizar Cristal de Cotia, que com sua lucidez e seu grande conhecimento de Radiestesia ajudou-me através dos anos a aperfeiçoar minha visão profissional.

Aos amigos Violeta e Camille Sader, verdadeiros irmãos que me ensinaram que a grandeza humana existe.

À Rosa Maria Cury Cardoso (*in memorian*), revisora competente, cuja paciência e amizade facilitou e adoçou o período que antecedeu ao lançamento de "Feng Shui Lógico".

Ao jovem Gilberto Ribotta Júnior, que com seu talento ilustrou o livro, enriquecendo seu conteúdo.

À Lize Maria Rios Hirata, da gráfica Sanssei, pelo espírito de colaboração e harmonia.

À Júlia Meyer Pflug, do Orquidário Morumby, um coração sensível, filha do mestre Peter Meyer Pflug (in memoriam) e da amiga Ana Maria.

À Cristina, da Livraria e Espaço Arjuna, amiga e incentivadora.

Aos amigos Lídia Sacchetti, Laércio Bovo Barbosa, Kátia A. Novaes, Antonio Carlos Curado, Valquiria Ganacevich, Júlio, Malu Pantarotto, Dora e Jolly, Yara Rúbia.

À minha família; meus queridos pais Zali e Armando; meus filhos Elisa, Rafael e Maristela que a cada dia amo mais; e especialmente a Luiz Carlos Cezario, companheiro de estrada no caminho da vida e que se revelou um grande amigo nos momentos difíceis. Incentivou muito esse meu trabalho, dando-me o apoio de que necessitei.

À minha queridíssima Mel, esperança de um futuro mais justo e feliz.

E ao Sr. Luiz Carlos Fanelli, meu editor, que acreditou em meu trabalho tornando esse objetivo uma realidade.

Índice

Prefácio

A Lógica fengshuiana e o Baguá sulista

Os Equilíbrios Telúrico-Cósmicos
Nos Estudos de *Stela Vecchi*

por
João Barcellos

Quando, em 2003, entrevistei Stela Vecchi para a revista 'Vida & Construção' e para as notas destinadas a internautas conectados na www.terranovacomunicacao.com.br, conheci uma Mulher humanamente superior, porque atenta à Pessoa Humana e disposta a ter o Humanismo Crítico, não a mistificação da Cultura, como meta... Formada em Letras, primeiro, e depois em Decoração, ela buscou a velha e atualíssima arte-ciência chinesa denominada *Feng Shui* [pronuncia-se *fung choei*, q.s. *vento e água*] ao perceber, em pleno canteiro de obras da própria casa que, "a Vida é mais do que um Lar físico: ela é a Felicidade na concretização da Liberdade em cada Ser humano"!... Hoje, ela ministra cursos e palestras nas cidades da Grande São Paulo, principalmente no Oeste metropolitano, e está permanentemente em atividade de orientação na linha da *Decoração Holística fengshuiana.* No início do inverno tropical de 2004 voltei a conversar com ela, e fiquei feliz ao saber que havia prosseguido os seus estudos e que havia achado o diferencial ocidental que dava o erro e impedia a lógica de fazer funcionar, plenamente, o *Baguá*...

"Quem me procura já o faz com a mente aberta para [um]a Transformação, individual e/ou familiar", dizia ela naquela entrevista citada. Para as pessoas muito objetuais, demasiadamente ligadas ao Consumismo, que "...resistem à Vida enjauladas no espaço do Lar, às vezes, basta mudar de quarto, alterar as cores e a decoração, para elas voltarem a fluir nas e pelas *energias vivificadoras*", mas precisam aprender a batalhar pela Paz interior, e o meu trabalho é dar o suporte espiritual, sem misticismos, para que elas atinjam a Felicidade tão almejada, ouvi de novo.

Em matéria de operacionalização cotidiana dos ensinamentos que nos levam ao *Todo Maior*, e à aplicação do *Pá Kuá* [= *Baguá*], enquanto eixo dos Trigramas que refletem o *Universo* na sua constante mutação, logo, que refletem a Pessoa Humana enquanto Ser telúrico-cósmico, têm surgido personagens que tornam o Vento [= Feng] e a Água [= Chui] do fluxograma universal um trabalho comercialmente esotérico, quando ele deve ser, sempre, a ponte de equilíbrio da '...essência esotérica que nos deixa morar na Vida e dela fazermos a nossa Casa, com os Nossos e os Outros" [BARCELLOS, João & PIÑON, Joane d'Almeida y – in 'Estudos Telúrico-Cósmicos com Poesia e Amor', oficina literária do Grupo Granja com internautas, Terra Nova Comunic, Cotia/Br, 1995-96]. Ao ouvir novamente Stela Vecchi, percebi que os seus estudos correspondem a uma ânsia peculiar de conhecer a Vida, enquanto Humanidade em curso crítico-construtivo, que conheço desde Sócrates e Jesus, Confúcio e Heidegger, Manuel Reis e Edgar Morin e Miguel de Unamuno, entre outros, mas também à busca por um melhor entendimento/percepção do que é, de fato, esse esotérico exercício de equilíbrios chamado *Feng Shui*.

A atenção de Stela Vecchi voltou-se para a interpretação lógica do Baguá e, aí, deparou-se com uma interpretação ocidental dessa 'bússola' de oito lados [= *Pá Kuá*]: as direções cardeais e as estações do ano, que são, aqui, os oito *Trigramas*, foram concebidas no Oriente, mas os ocidentais trabalham o *Baguá* com o Norte e não com o Sul, o que altera/alterou a Lógica chinesa dos princípios Feminino [= *Yin*] e Masculino [= *Yang*] e do *Livro das Mutações* [= *I Ching*]. O que se passa? Para muita gente, interessada unicamente em ganhar dinheiro, o *Feng Shui* não é mais do que *mais uma magia para enganar bobos e desesperados*, e o que interessa nesta Arte-Ciência chinesa é construir pontes/percepções para um Equilíbrio entre a Humanidade e o Cosmo, não é o consumo nem o dinheiro que está em jogo... assim, a ocidentalização alterou os parâmetros do *Baguá*, que deve ser interpretado a Sul, porque logicamente estabelecido no Oriente, e não a Norte, explica ela. Os estudos dela, a este respeito, já trazem, para o Ocidente, a re-identificação oriental do *Feng Shui*, e para as mentes coloniais ocidentais, que tudo gostam de 'conquistar' quando se trata do Oriente, trata-se de uma [r]evolução no Esoterismo sem precedentes.

"Somos o que somos quando nos sabemos interpretar/perceber; somos Deus enquanto vivificamos a Vida e por ela conhecemos a Harmonia que nos vem em cada ato de Amor, com os Outros e com as Coisas, mas, antes, conhecendo o Todo que carreamos..." [*op. cit.*]. Isto é a "...base do Esoterismo, cuja Lógica embasa e baliza toda a Arte-Ciência que nos é íntima, porque é do Eu e do Nós que se trata. Eis que a Filosofia esotérica não é Magia nem gera bruxos e bruxas, ela é, desde os tempos das Práticas Célticas, uma referência ao Destino de cada um[a] de Nós" [*idem*].

Na entrevista concedida à revista 'Vida & Construção' eu opinei o seguinte: "Tudo isto sugere, também, da tua parte, conhecimentos filosóficos e psicológicos, porque o que está em causa é a Poesia vivificadora que leva a Humanidade para o Amor e a Alegria, mesmo no seio do Materialismo obsceno que, quase sempre, condena-a ao Ódio, logo, ao Desequilíbrio"... E ela respondeu, assim: "...sim. Precisamos harmonizar o Ser Humano, fazê-lo buscar e viver cores e objetos em Equilíbrio, que lhe descansem e revitalizem a Alma. E o respeito à Individualidade consciente gera um efeito multiplicador que, acredito, é a verdadeira razão da *Decoração Holística*: o Ser como centro de um Todo humano, e os Objetos como meios e não como fins! O bom relacionamento do Todo humano com os Objetos e a Natureza é o que busco no meu trabalho. Aqui, o Autoconhecimento é muito importante em cada Ser humano que se preze!". Ou seja, enquanto que no seu trabalho *Terapeuta Ambiental e Esotérica* "o estudo de cada Ser que habita a Casa é fundamental" [*idem*], o aprimoramento intelectual tem uma relação tão fundamental quanto..., pois, é preciso compreender [e auxiliar a compreender] as circunstâncias que cada Pessoa Humana vive, para o Bem e para o Mal. Portanto, não existe lugar para a Superstição quando se trata de Esoterismo, o que existe é uma Ação Interdisciplinar que faculta a Percepção cósmica da e na própria Pessoa Humana. Como diz Manuel Reis, em sua Obra filosófica [v. 'Hipotecas Graves Da Civilização Ocidental', entre outros livros], "um Ser sem defesas constrói a sua própria masmorra". A batalha pela Liberdade-em-Paz, que o Grupo Granja defende e pratica, é também parte da vida de Stela Vecchi.

Longe das magias e das poções mágicas, Stela Vecchi trabalha o Esoterismo e a Psicologia na busca da Vida Plena, onde só o Todo tem vez e a Intelectualidade é baliza para outras percepções vivificadoras. Racionalizar a aplicação geral do *Feng Shui* segundo a sua dinâmica lógica peculiarmente oriental/sulista é o novo percurso desta brasileira, que nunca esteve longe do Sul *fengshuiano*...

BARCELLOS, João – escritor, consultor cultural

Minha visão pessoal

Desde pequena eu me preocupava com o sentido da Vida.

Profunda observadora e leitora voraz, passava o tempo pensando no mundo que eu habitava. Me incomodava pessoas maltrapilhas, sujas, crianças abandonadas, pessoas que maltratavam outras.

Me lembro menina ainda, com 10 anos de idade, quando estudava no Colégio Regina Mundi, levando da Biblioteca, livros com Histórias de Santos em quadrinhos. Pensava nas coisas maravilhosas que eles realizavam, no bem que faziam, e identificava isso com felicidade.

Mais tarde continuei lendo biografias de uma forma mais generalizada: os grandes cientistas, os grandes matemáticos, as mulheres que se destacaram na História, os grandes líderes da humanidade, Jesus Cristo, Buda, Ghandi, João da Cruz, Teresa D'Ávila, Francisco de Assis, Clara de Assis; os grandes artistas, Leonardo Da Vinci, Michelângelo.

Toda a experiência e toda a dor gerada por incompreensões e inseguranças eram vividas e questionadas. Parecia tão difícil encontrar esse sentido da Vida.

Viktor Frankl tem um papel muito importante na junção de tantos ângulos de visão.

Huberto Rohden também foi fundamental para essa compreensão com sua filosofia cristã "Univérsica".

Mas Einstein, com sua Teoria da Relatividade, mostrou-me claramente o caminho individual, que cada ser humano é um Universo...

"Universo: unidade na diversidade."

Por que não compreender que cada ser se manifesta de uma forma, que a riqueza está na diversidade e que todos formamos um tecido mágico e palpitante que se chama Vida?

Como as plantas: embora pertençam ao reino vegetal são tão diferentes na forma das folhas, das flores, guardando uma semelhança por serem vegetais.

Complexidade e simplicidade permeiam tudo nesse Universo magnífico, generoso e simples.

E então as coisas começaram a fazer o sentido que eu sempre buscara...

A alegria é o céu que anima cada dia de nossa existência, nessa confiança irrestrita no processo escolhido pelo nosso Criador para que tivéssemos cada vez mais a percepção de que fazemos parte, **somos parte** dessa vida que pulula em todo canto.

Mas temos que fazer jus a tão grandes dons recebidos: um corpo, instrumento perfeito para nossas descobertas equipado com capacidade de pensamento, de sentimento, capaz de emoções, de deduções, fazendo distinções e escolhendo os caminhos que deseja percorrer ou não.

Somos co-criadores dessa realidade, pelo menos em nosso mundo pessoal, que se reflete no Macro.

Portanto, só na conquista da Liberdade Interior, que nos faz capazes de agir em cada momento buscando o melhor para mim e para o outro é que podemos dizer que estamos vivos em plenitude.

"Amar ao próximo como a si mesmo pressupõe equilíbrio."

Só terei algo de bom para dar se o possuir em mim.

É a Verdade, a Realidade em sua Essência que nos liberta de nossos medos, inseguranças, distorções, e que me coloca como responsável pela minha própria vida.

Devo ser senhor de mim mesmo através da qualidade de pensamentos que eu permito que estejam em mim. A ação acompanha o pensamento.

Devo criar em mim uma realidade aprazível para que ela possa se manifestar plenamente. Quando "tiro as ervas daninhas internas" permito que meu jardim interno, que está sempre comigo – já que é a própria vida que me anima – se manifeste.

E então vou me surpreender com a beleza que brota de dentro de mim, me proporcionando a compreensão que sempre quis.

Universo em harmonia. Vida em Harmonia.

Sonho? Utopia?

A vida transcorrendo sem atritos entre nós, de forma próspera em todos os sentidos.

Como nos demonstra o Universo que habitamos com suas matas, cachoeiras, mares, seres de todas as espécies e a beleza exuberante que acompanha tudo isso. Harmonia Universal.

O ser humano ainda destoa dessa realidade. É mais do que hora de integrarmos nossa vida pessoal nessa vida que acontece nos mundos mineral, vegetal e animal.

Só que com o discernimento, qualidade própria do ser humano que usa suas capacidades e pode co-criar realidades mais perfeitas, sem a agressividade que acompanha o mundo animal.

Os desafios devem ser enfrentados com sabedoria e coragem, sem ignorar o valor de cada experiência acumulada.

Desenvolver nossa capacidade de escolhas a cada momento, para que nossas escolhas sejam um reflexo do bem que queremos a nós mesmos e ao outro.

Todo ser vivo emite uma vibração, tem um campo de energia, uma aura.

Só a pessoa profundamente reconciliada consigo mesma e com o Cosmos é capaz de emitir uma vibração realmente benéfica. É capaz de amar no sentido real da palavra.

O campo à nossa volta quando benéfico é estável, forte, sereno e vivo.

O ser humano não reconciliado consigo mesmo não é confiável. É capaz de atos, palavras ou pensamentos agressivos, ainda que velados. A malignidade é a mesma, em potencialidade.

O ser humano em equilíbrio desenvolve a capacidade de fazer as melhores escolhas para si e conseqüentemente para o outro.

O interior se revela no exterior, e há vários graus de amadurecimento espiritual. Disso depende a minha capacidade de compreensão da realidade e minha adaptação a ela.

A profundidade do Feng Shui, sua preocupação com o micro e o macrocosmo, os meios de conhecimento, sua complexidade e simplicidade ao mesmo tempo me mostraram que a união de tudo e todos é possível, desde que se respeitem as freqüências e o nível vibratório de cada manifestação de vida, inclusive a nossa.

E que quando não estamos contentes com determinadas condições podemos mudá-las através da identificação da situação que precisamos alterar e dos meios que utilizaremos, com o mínimo de danos possíveis para todos os envolvidos.

Em última análise, precisamos identificar nosso momento e o que está aberto para ele ou não.

Tudo que for diferente desse procedimento é passível de gerar conseqüências que podem nos atingir, nunca esquecendo que o ser humano adulto é responsável pelas escolhas que faz: boas escolhas se refletem no macro, assim como escolhas ruins também.

Algo bom pode ficar cada vez melhor, algo que vibra de forma deprimente também pode ficar cada vez pior, porque tudo tende a aperfeiçoar-se em sua vibração, tanto para o bem como para o mal. Só uma força extra altera o caminho natural das coisas.

Encontrei no Feng Shui os meios para realizar isso de forma prática.

Com o estudo da natureza, as leis que a regem e como reajo a elas, posso estar penetrando no mundo real com muito mais facilidade.

As técnicas do Feng Shui, acrescentadas com a compreensão do *Universo* que a Teoria da Relatividade de Einstein nos trouxe, com a linguagem simbólica que a acompanha e que Jung penetrou tão profundamente pode auxiliar muito na obtenção da harmonia e equilíbrio internos.

O que depende do Feng Shui:

• Criar as condições externas para que esse equilíbrio faça parte de você.

O que depende de você:

• Boa vontade, visão ampla e profunda da realidade e paciência para aguardar os resultados, que virão com certeza.

Dedico este livro a todos aqueles que através dos tempos estudaram as influências do ambiente sobre o ser humano, possibilitando aos que procuram equilíbrio e evolução para agir com consciência e assim poder sentir na totalidade a Plenitude que nos está destinada desde o começo.

A Linguagem dos Símbolos abre para nós o Livro Sagrado da Natureza e entramos no fluxo cósmico deste incrível Universo, recebendo suas excelentes vibrações.

Que a Vida Humana se torne cada vez mais coerente com a Vida Cósmica.

PARTE I

FENG SHUI LÓGICO
A integração dinâmica entre equilíbrio pessoal e ambiental através da Decoração de Interiores

... "O espaço deveria favorecer o comportamento harmonioso do homem, mais do que apenas atender às suas necessidades básicas como repousar, trabalhar, reproduzir-se, divertir-se e relaxar, interessando-nos aos poucos pela *psicologia ambiental,* pois nossa meta é criar o ambiente perceptivo do homem para o seu desenvolvimento adequado, utilizando uma linguagem ambiental".

Jun Okamoto, Mestre em Arquitetura pela Universidade Mackenzie[1]

---

[1] Percepção Ambiental e Comportamento – Okamoto, Jun – IPSIS Gráfica e Editora S/A-1999.

"Fazemos parte de uma rede de conexões interativas globais e depende de nós adotarmos um sentido de vida cósmico. Necessitamos sentir a emoção e ter sentido afetivo com relação ao meio ambiente que criamos".

Jun Okamoto, Mestre em Arquitetura pela Universidade Mackenzie[2]

"Os homens não são prisioneiros do Destino, mas de suas próprias mentes."

F. D. Roosevelt – 1882-1945

---

[2] Percepção Ambiental e Comportamento – Okamoto, Jun – IPSIS Gráfica e Editora S/A-1999.

Introdução

Feng Shui podemos definir como o estudo do ambiente e suas influências sobre nossas vidas.

É um estudo baseado na Natureza e seus símbolos e busca trazer aos ambientes o equilíbrio e a harmonia encontrados na Natureza, com a finalidade de favorecer a vida humana.

Feng Shui Lógico pretende relacionar as técnicas fengshuianas com as comprovações científicas nas áreas de comportamento humano, percepção visual e sensorial.

É uma perspectiva que nasceu da necessidade de adequar os ensinamentos do I CHING – O Livro das Mutações[3], com a aplicação do Baguá da Seqüência do Céu Posterior com as direções cardeais coerentes com o espírito dos trigramas para o Hemisfério Sul.

Essa nova visão possui natureza universalista, integradora.

Feng Shui e a pronúncia: "Fung Chuei".

Fung – a letra F (som fonético do f) pronunciada sozinha emite um som imitador do vento.

Chuei lembra o nosso chuá, que imita o som da água (som fonético do ch).

É por isso que precisamos pronunciar "Fung Chuei", porque são sons onomatopaicos que imitam o som do vento e da água.

---

[3] Wilhelm, Richard – Ed. Pensamento.

A conquista da Harmonia Pessoal

Nascemos para sermos felizes.

Esse Universo mágico possui sistemas complexos de vida que funcionam com perfeição. A beleza, a aventura, a dinâmica da mutação faz parte dessa vida: os ingredientes estão aí.

Estamos hoje cada vez mais conscientes desse processo, munidos que fomos de um cérebro capaz de fazer relações e adquirir conhecimento através das experiências vividas e aprendidas.

Uma nova noção de espiritualidade está no ar.

A espiritualidade que nos conecta com a Vida, com o Cosmos, e que nos insere no contexto que toda a natureza em uníssono segue: o ritmo biológico.

A grande revolução é interior. *A verdadeira revolução, a que transforma a humanidade é aquela que começa dentro de cada um. Cuidando para que cada um de nós encontre seu ponto de equilíbrio, realmente é a forma mais poderosa de criarmos dias melhores para todos. Então, vamos lá.*

Mudar a si mesmo significa ter a capacidade de gerir a própria vida procurando dar o melhor rumo para que possamos ter cada vez mais Vida em Abundância e Plenitude. É o que todos de uma forma ou outra buscamos: sentirmo-nos plenos e conscientes de que essa sensação pode ficar cada vez melhor. Esse é o sentido de toda a Vida: usar ao máximo e de forma sábia e serena toda a capacidade que cada um tem em particular, seus dons únicos. E na troca com o outro, também único, há a possibilidade do enriquecimento da minha visão com o acréscimo da visão do outro.

Isso só é possível entre seres capazes de ver as coisas como elas são e conscientes de que toda Verdade tem vários ângulos.

A Teoria da Relatividade de Einstein e a compreensão que nos trouxe:

Einstein, autor da frase *"Deus não joga dados com o Universo"*, através de sua Teoria da Relatividade demonstrou que *os pontos de referência alteram a percepção da realidade*. Uma mesma luz vista de ângulos diferentes geram imagens percebidas de forma diferente, e se trata da mesma luz.

Podemos exemplificá-la através dessa imagem: uma lâmpada acesa de 100 watts é sempre uma lâmpada acesa de 100 watts, porém dependendo do ponto em que essa lâmpada for observada e das circunstâncias que cercam esse ponto cada um terá uma percepção dessa mesma lâmpada, *válida para ele e daquele ponto*. Se ele alterar seu ponto de referência, verá uma outra faceta dessa mesma lâmpada.

O importante é estarmos dispostos a admitir o que vemos e sentimos, sem tentar manipular o resultado.

Quando vejo não o que é real, mas aquilo que meu mundo interior projeta baseado em meus conflitos internos, carências, medos, complexos, dependências, me afasto desse mundo real que me cerca, e que vive o que é para ser vivido, com naturalidade.

Na natureza, cada ser manifesta aquilo que é: sua forma externa corresponde com fidelidade à sua forma interior. Só a pessoa humana camufla suas intenções muitas vezes dizendo uma coisa e pensando ou sentindo outra, afastando-se assim de seu caminho real.

A verdade é aquilo que é.

A época que vivemos exige coragem para sacudirmos os paradigmas obsoletos e desarmônicos e expressarmos aquilo que somos e pensamos em nossa essência.

Viver bem é uma arte que exige conhecimento de si, do outro e das circunstâncias que atravessamos no momento.

Através desse estudo pretendemos aumentar nosso grau de sensibilidade em relação a tudo que nos cerca, e nosso grau de ação de forma benéfica, evolutiva.

Vamos adentrar no mundo dos sentidos, das percepções.

Feng Shui não é decoração de interiores, sua finalidade não é essa, no entanto suas soluções costumam alegrar e dar uma sensação de maior aconchego.

Como podemos ser influenciados pelos locais que utilizamos?

As exigências de conforto e o número de aparelhos eletrônicos dos dias atuais pedem cuidados especiais na organização do espaço.

Tudo está interligado e formamos ligações com tudo que nos cerca.

Corredores mal iluminados, escassez ou excesso de luz nos ambientes, escadas vazadas, podem gerar uma sensação de intranqüilidade nos moradores.

Os nossos ambientes podem ser decorados de forma a transmitirem sensações que percebemos como benéficas e/ou positivas, aumentando nosso grau de segurança e bem-estar; e as técnicas chinesas aplicadas com bom-senso e consciência são excelentes meios de atingirmos o equilíbrio através do ambiente.

"Os ambientes exercem uma grande influência sobre nossa disposição. Eles podem transmitir organização, alegria, equilíbrio, harmonia, suavidade ou irritação."

A Natureza respeita suas leis, nós seres humanos precisamos compreender essas leis e seguirmos suas orientações para podermos viver melhor, fluindo com os acontecimentos e percebendo que tudo segue um ritmo, uma direção.

A cada situação podemos estar fortalecendo ou enfraquecendo nossa ligação com a vida, fonte de nutrição e motivação.

Para isso em primeiro lugar teremos que estar em nosso centro, sendo nós mesmos, vivendo nossa vida em plenitude e liberdade. Só assim poderemos amar, porque quem não aprendeu a se amar e respeitar não saberá amar outra pessoa, isto é, respeitar sua liberdade e suas escolhas diante da vida.

Talvez estejamos falando do maior segredo da vida: o de caminharmos por ela sabendo favorecer através do diálogo e da compreensão quem está ao nosso lado, agindo de forma transparente e verdadeira sempre. E recebendo o mesmo.

Sempre que não estamos sendo nós mesmos estamos cometendo um ato de desamor por nós. Isso nos atrasa em nossa caminhada e ao mesmo tempo atrasa nossos conviventes.

Mesmo que seja difícil, só a verdade pode nos libertar de nossas prisões interiores.

Por isso, sem coragem não há evolução. Situações estão sempre em contínua mudança, o tempo traz muitas transformações e nossas opções devem estar atualizadas com nosso momento presente. Viver relacionamentos válidos em determinado momento mas que não funcionam mais devem ser revitalizados ou então transformados no que são de fato hoje.

É óbvio que identificar uma situação dessa exige sabedoria, porque muitas vezes não temos suficiente autoconsciência para determinar com precisão qual o tipo de vínculo que nos une a determinada pessoa. Porém o assunto é muito delicado, porque está em jogo nossa felicidade e liberdade pessoal.

A unicidade de cada ser. Seres humanos possuem naturezas diferentes e compreender nossa natureza é o primeiro passo para entrarmos na energia cósmica favorável, que nos auxilia a desenvolvermos a sensação de bem-estar, saúde dentro de nós. ***Não adianta simplificarmos:*** é complexa a compreensão de nossas necessidades e o domínio de nossa própria energia pessoal.

O principal ajuste é aceitarmos nossas diferenças e interagirmos conscientes delas. É não julgarmos, não condenarmos, mas também nos posicionarmos, tendo um interesse sincero pelo outro e ao mesmo tempo respeitando suas escolhas e as nossas também.

Voltando ao Feng Shui.

O que é Ch'i – É a palavra chinesa para energia.

Definido como "Hálito cósmico benéfico", emanação ou irradiação benéfica, é a energia vital que permeia tudo e que deve ser direcionado para atrair boas energias e afastar as indesejáveis.

Um bom ch'i se traduz em sensações agradáveis e saudáveis que nos proporcionam leveza, segurança, bem-estar.

Decodificar o que sentimos em relação às pessoas e às situações que vivenciamos é um grande fator de autoconhecimento.

Ser transparente e dentro do possível agir o mais natural possível é uma boa forma de criarmos energia positiva em torno de nós.

O padrão de energia – Percebendo tudo que nos cerca

Para compreendermos melhor essa energia vital e suas implicações em nossa vida precisamos focar nossa atenção em tudo que nos envolve.

Somos interdependentes: se alguém não plantar, não haverá o que colher.

Tudo e todos são importantes: cada ser que realiza seu trabalho com integridade e boa vontade colabora para que a energia benéfica se expanda.

Quando observamos a beleza de uma planta raramente nos detemos no fato de que além de suas folhas e flores ela possui raiz. Assim é com tudo: cada coisa que compramos vem com uma história peculiar, como tudo que foi necessário para que um simples quilo de arroz chegue ao supermercado (plantio, colheita, tempo propício, empacotamento, transporte) e depois à nossa mesa. Ampliando nosso pensamento vemos a importância de cada item que pertence ao espaço que ocupamos. A forma como um alimento é preparado, isto é, a energia, o estado de espírito que emana do cozinheiro afeta a forma como o alimento é recebido pelo nosso corpo.

Grande fonte de saúde é uma comida preparada com boa disposição e competência.

Também as influências que recebemos do local que moramos, da vizinhança, das circunstâncias urbanas e naturais promovem melhor ou pior qualidade de vida.

Tudo tem importância, cada ato, cada objeto e cada situação é percebido por nosso corpo e mente.

Quando o impacto que recebemos do ambiente é positivo, traduz-se em sensações agradáveis que nos auxiliarão a pensar melhor e a diagnosticar os problemas que possamos estar atravessando com maior lucidez.

Através desta técnica percebemos o padrão de energia que queremos atrair para nossa vida e podemos alterar nossos ambientes de forma a ser favorável a isso.

Móveis posicionados de forma a favorecer a livre circulação das pessoas, cadeiras firmes, camas com cabeceiras (de preferência de madeira), quadros alegres, cores adequadas, plantas bem cuidadas e bem colocadas, boa iluminação favorecem a vida humana, entre tantas outras coisas determinadas pelo Feng Shui.

II - As relações entre a Ciência e o Feng Shui

Portanto,

Este estudo está baseado na antiga técnica-arte chinesa denominada Feng Shui e possui consistente base filosófica: a observação criteriosa da Natureza e seus efeitos sobre nós; o Tao Te King (Livro das Virtudes) de Lao Tsé, com seu belíssimo conceito sobre o caminho que o ser humano trilha sobre a Terra; e o conceito do equilíbrio entre forças opostas e iguais (Yin e Yang) retirado do Livro das Mutações – "I Ching". Falaremos sobre isso no decorrer deste livro.

Os conhecimentos científicos do século XX complementam e enriquecem essa base: A Teoria do Inconsciente Coletivo de Carl Jung, os estudos de Piaget e Skinner e na Física os conceitos de Tempo e Espaço definidos por Albert Einstein.

E o que é Espaço?

"Em Psicologia, a percepção do espaço é produzida por dados visuais, auditivos e determinados pelo arquivo pessoal emocional/cultural do indivíduo.

A percepção do espaço é possível porque os dois olhos captam, cada um, uma imagem óptica diferente; a análise de ambas pelo sistema nervoso central dá origem a uma imagem única, com profundidade.

O espaço perceptivo visual pode ser dividido em:

1. O plano médio aparente que a pessoa vê diante de si;
2. O horizonte aparente (linha na qual céu e terra parecem encontrar-se);
3. Plano frontal aparente (formado pelos pontos percebidos pelo indivíduo como igualmente distantes dele ou seu ponto de referência no espaço).

Numerosas experiências de psicologia experimental permitiram determinar e especificar esses três planos.[4]

---

[4] Larousse Cultural – Ed. Nova Cultural.

"Na elaboração das sensações e dos estímulos recebidos pelo ambiente e como alterar nosso comportamento através dele temos a Teoria do Reforço de Skinner, entre outras evidências de outros estudos."

"A teoria de Piaget (campo sensoriotônico) nos proporciona uma análise profunda sobre a aquisição da percepção do espaço pela criança, e dos modos de integração das fontes sensoriais que a tornam efetiva.[5]"

O equilíbrio ambiental proporcionado pelas técnicas utilizadas pelo Feng Shui pode ser um excelente instrumento para ajudar a pessoa a fazer o diagnóstico de suas contradições e do modo como ela trata essas contradições, para assim assumir a responsabilidade por si mesma.

O que é aprendizagem?

"Podemos definir como modificação de comportamento conseqüente de uma experiência. Com a motivação, que a precede e a condiciona, estabelece o binômio do ajustamento individual ao meio ambiente, o que a promove a aspecto fundamental do processo educativo.

Entendido o indivíduo humano como unitário, isto é, indissociável dos componentes somáticos e psíquicos, resulta que os fatores emocionais intervêm na aprendizagem tanto quanto os fatores físicos, intelectivos e outros.

Dentro desse prisma, encontramos uma teoria fundamental da aprendizagem aplicada à modificação do meio ambiente: a da configuração ou Gestalt. Esta teoria salienta a importância da conexão meio-fim na apreensão total da situação problemática, assim abrangida como uma forma ou estrutura unitária: os alemães Wertheimer, Köhler e Kofka foram seus criadores.

Köhler fez descobertas sobre processos elétricos no cérebro, associados com a percepção visual.

A psicologia da Gestalt permite demonstrar a importância de tratar o todo em lugar das partes e provar que nenhuma análise das percepções separadas pode explicar a experiência total."[6] Tem por objetivo mobilizar os recursos do indivíduo para lhe permitir tornar-se uma pessoa total, não dividida.

Relacionando com a perspectiva do Feng Shui, para a Escola Gestaltista é indispensável ter em vista a totalidade do fenômeno.

Assim,

A humanidade em seu caminho evolutivo atinge estados de consciência que exigem transformações comportamentais. Viver de acordo com as atuais

[5] Larousse Cultural – Ed. Nova Cultural.

[6] Encicl. Barsa – Encyclopaedia Britannica Editores.

descobertas científicas, sabendo que somos responsáveis por nossa felicidade e que nossos pensamentos estão criando nossa realidade direciona nosso pensamento para a responsabilidade individual.

No entanto, não é tão simples colocar tudo isso em prática. Na verdade, irá exigir uma consciência alerta, atenta a tudo que pode dificultar ou facilitar esse processo e uma intenção reta, cujo principal anseio é viver plenamente, criando para nós e nossos semelhantes condições físicas e psíquicas favoráveis, criadoras e mantenedoras de uma vida cada vez mais plena.

III - A Conexão – O macro e o microcosmo

Esta é uma outra palavra para amor: conexão.

Somos seres únicos. Assim como as impressões digitais, não há dois seres humanos absolutamente iguais. Tudo está interligado e precisamos interagir com tudo que nos cerca de nossa forma única, personalizada. Só nos conhecendo é que podemos discernir e optar conscientemente pelas melhores escolhas, aquelas que favorecerão nosso desenvolvimento pleno.

Mas para nos sentirmos integrados ao Todo é preciso intuir nosso caminho pessoal, nossa caminhada em direção a nos sentirmos cada vez mais plenos e cheios de entusiasmo pela vida, "reencantados pela Vida".

> *Primeiro, é necessário perceber, comungar com esse Universo cheio de Luz Solar, Lunar e Estelar, onde a magnificência das águas do oceano, e a exuberância das florestas tropicais exigem que nos integremos e nos rendamos a essa realidade.*

Somos dependentes de uma realidade que nos cerca e que sustenta a vida em todos os seus níveis.

O Sol é o grande doador de energia e diretamente responsável pela vida em nosso planeta. Na grande dança da Vida, todos os elementos que colaboram para que ela brote e se mantenha são importantes, porém têm funções diferentes.

Que seríamos sem o calor do Sol, ou a refrescante água, ou a receptiva terra, e sem o diáfano ar?

Através desses elementos as plantas vicejam, dão frutos e nos alimentamos deles.

E o sol, a água, o ar, não cobram nada por isso.

Existem dois mundos distintos: o mundo natural, gratuito e vital que a Natureza fornece e o mundo administrado pelos homens. Não é nosso propósito fazer esse tipo de análise, porém é preciso nos conscientizarmos dessas realidades.

A nossa atuação pessoal é favorável ou contra a manutenção da vida em todos os níveis?

Em um sentido mais amplo, o Feng Shui é o estudo das influências internas e externas a nós.

Mundo interno determinado por

1. genética/hereditariedade
2. meio econômico/social
3. educação familiar
4. influências astrológicas pela data de nascimento.

Para bem vivermos nosso mundo interno é preciso conhecer essas influências e cultivarmos a liberdade de ser.

Pontos que proporcionam essa liberdade:

1. Através do perdão a si mesmo e aos outros, livrar-se da culpa que nos impede de viver no presente.
2. Exercer nossa liberdade pessoal, com consciência e responsabilidade, aceitando a liberdade do outro, até a de não fazer as melhores escolhas para ele. A vida nos ensina a não interferir no caminho escolhido pelo outro, porque só o que brota da consciência é que tem valor como escolha.
   Obs.: isso não se aplica às crianças, já que ainda não têm consciência de seus atos.
3. Também o outro extremo, a omissão, não nos conecta ao Todo Maior: não se omitir é dizer serenamente nossa opinião deixando para o outro a liberdade de nos ouvir ou não.
4. Desenvolver um amor saudável por si mesmo, cuidando de si e sendo nosso melhor amigo.

Mundo externo

Universo

Sistema Solar – planeta Terra

Região geográfica que habitamos e suas características, suas estações.

Características de nosso país, cidade, bairro e nossa moradia, com destaque para nosso quarto de dormir.

Portanto, para sermos conscientes do mundo que nos cerca e sustenta é preciso conhecer nosso ponto de referência geográfico e suas principais características.

O ser humano está intimamente ligado ao seu ambiente e ao mesmo tempo o ambiente o molda. Há uma relação estreita entre o Cosmos e cada ser vivente. Os chineses intuíram isso já há muito tempo, e através de observação paciente e criteriosa da Natureza perceberam como somos influenciados pelos influxos que recebemos do Céu e da Terra.

Essa observação iniciou-se baseada em conceitos filosóficos: através da constante mutação a que tudo está sujeito, concluíram a transitoriedade de todas as coisas. Só uma coisa é fundamental: estarmos conectados com a energia cósmica vital (vivermos o Tao, *nossa essência)*, portanto estarmos em harmonia com o ritmo benéfico do Universo.

Perceberam também que a Natureza nos ensina com seus exemplos o que é realmente agradável: que a energia dentro de nós e dentro dos ambientes deve fluir suavemente, assim como um riacho sinuoso que desce a montanha.

Esse estudo recebeu o nome de Feng Shui.

Vento (Feng) pertence ao Reino Celeste, água (Shui) pertence ao Reino Terrestre, portanto busca harmonia entre o Céu e a Terra através do conhecimento e direcionamento benéfico das energias disponíveis.

O Sol nasce no Leste que corresponde ao Oriente (o verbo orientar-se origina-se daí), portanto do Oriente vem a Luz (Sol).

Essa antiga sabedoria chinesa chega ao Ocidente, cuja principal característica é o grande desenvolvimento tecnológico alcançado, como um dos vetores para que o ocidental se conheça um pouco mais e assim possa facilitar o caminho para a plenitude da vida almejada por cada um de nós. Harmonizarmos nossos ambientes pode ser um grande fator na conquista do equilíbrio.

A nossa casa é uma projeção de nós mesmos, e o Feng Shui não interfere no gosto e estilo de cada um: apenas dá regras para organizar melhor o espaço e nos orienta como conseguir o melhor efeito.

O senso de estética pessoal e o olhar perspicaz escolhem as melhores opções em cada caso. Aliás, o estudo dessa técnica desenvolve nossa intuição e sensibilidade.

O livro pretende abrir um espaço para considerações sobre o uso da técnica e o alcance ecológico no sentido de que o progresso deve levar em conta a necessidade de se manter o equilíbrio também de uma forma mais ampla, através do cuidado para com o Planeta.

As técnicas desenvolvidas pelos chineses são de tal quilate que seria um desperdício não utilizá-las por preconceito. Estaríamos perdendo informações muito úteis na forma de aproveitar e decorar nossos ambientes.

Essas técnicas utilizadas na criação e manutenção de locais públicos, nas entradas dos bairros e/ou cidades, na organização da rotina e atendimento pelos órgãos de utilidade pública seriam inestimáveis para se atingir um padrão considerado aceitável.

Porém, a aplicação da técnica chinesa exige que usemos de raciocínio e lógica, e muito bom senso, sem o que cairia em fanatismo e superstição.

Visto sob esse prisma, a decoração de interiores e exteriores assume uma importância razoável na conquista e manutenção do bem-estar psíquico e conseqüentemente, físico.

Além das técnicas fengshuianas, a prática e o estudo da psicoterapia têm me conduzido a novos enfoques, criando assim o termo Feng Shui Lógico ou Decoração Integral para nomear essa nova visão.

Porque
Habitar um espaço é ser influenciado por tudo que ele contém.

IV - Os Símbolos e sua importância dentro da Decoração Integral

A linguagem dos símbolos abre para nós o Livro Sagrado da Natureza.

Tudo está interligado e tudo tem um significado. Descobrir essas relações podem nos auxiliar na difícil conquista da liberdade interior, fruto também de equilíbrio emocional e sabedoria em conduzir nossa própria vida.

Tudo carrega uma significação que muitas vezes não está aparente. A Plenitude é alcançada por aqueles que conseguem decodificar a realidade, e isso só é possível através do conhecimento de como as coisas ao nosso redor nos afetam, porque tudo tem importância, até o que parece um simples ornamento na decoração tem, na realidade, um significado próprio e uma função simbólica.

Somos sensíveis à forma como as pessoas nos recebem, ao que os seus olhares nos comunicam. Somos sensíveis ao tom de voz com que as palavras nos são ditas, e muitas vezes o tom modifica totalmente a mensagem. Dependendo de "como" algo nos é transmitido se determina nossa resposta em relação a isso.

A própria escrita só foi possível através da criação de códigos ou sinais, que não deixam de ser símbolos.

Na atualidade o ritmo da vida não favorece a reflexão e muito menos a contemplação. Vamos pouco a pouco perdendo o contato com o real significado das coisas que nos cercam e com a Mãe Natureza, sendo difícil para nós percebermos essa profunda relação que temos com a realidade ao nosso redor.

O objetivo do livro é fornecer o maior número possível de informações coerentes e lógicas sobre a melhor forma de decorar nossos ambientes para que possamos usufruir de maior qualidade de vida.

Qual a relação que estabelecemos com nossas casas?

Elas refletem nossa maneira de ser, nosso estilo de vida, nosso "modus vivendi".

No livro "Decifrar Pessoas – como entender e prever o comportamento humano", os autores Jô-Ellan Dimitrius e Mark Mazzarella – Ed. Alegro- afirmam:

"Passamos a maior parte do tempo em casa ou no trabalho. Não é surpreendente que esses dois ambientes sejam extremamente reveladores".

É isso que temos como objetivo: deixar claro o que é *muito* importante na composição de nossos ambientes para que a saúde ambiental se reflita em nós e nos auxilie a conquistar estados de espírito cada vez mais positivos.

Claro que o Feng Shui é apenas um instrumento, não um fim. Porém bem utilizado pode prestar ajuda inestimável em nosso processo interno.

Através dos tempos, as casas são um sinal do conhecimento de uma época e das características de uma determinada civilização.

Pretendemos *evidenciar as relações entre o ser humano e seu habitat, a forma como eles podem nos afetar e como usar esse conhecimento para tornar nossa vida mais agradável.*

Sem nos determos muito, vamos analisar a evolução do pensamento arquitetônico moderno e os conhecimentos de Psicologia que mostram como podemos ser afetados pelo meio ambiente.

A Teoria da Relatividade de Einstein e suas definições de tempo e espaço também nos ajudaram a perceber a interligação que existe entre o ser humano e tudo que o cerca.

Segundo Einstein,

"Espaço é a distância entre as coisas". Essa perspectiva é muito importante para analisarmos os efeitos da colocação dos móveis e objetos nos interiores respeitando a necessidade de vãos livres para a circulação benéfica fluir sem obstáculos, favorecendo nosso bem-estar.

Excesso de coisas, ou mesmo locais entulhados são pontos defeituosos de energia ambiental, emanando de forma nociva e prejudicando de uma forma geral a edificação. Por quê?

Se ao caminharmos por nossa casa ou trabalho "trombamos" com as coisas tendo que nos desviar de nosso trajeto para não esbarrarmos nelas, recebemos uma sensação de dificuldade, obstáculo. Podemos até nos sentir irritados com o fato, mesmo que não percebamos.

Essas pequenas coisas somadas representam para nós um grande desgaste desnecessário, podendo esta energia estar sendo aplicada de forma mais inteligente.

Saúde x Habitações

Os conhecimentos da Medicina têm possibilitado o aumento da expectativa de vida, exigindo atitudes que prolonguem também a saúde em todas suas manifestações.

Passamos uma boa parte de nossas vidas em nossas casas. Elas podem nos auxiliar em nosso anseio por satisfação interior e qualidade de vida quando criamos ambientes onde a circulação do ar é suave, com intensidade de luz adequada e realces através de cores e quadros que nos estimulem de forma positiva.

Através dos tempos e das diferentes épocas históricas as construções refletiram o comportamento e o grau de evolução de um povo. O estilo arquitetônico e os objetos que compõem um ambiente revelam o comportamento das pessoas que ali vivem –, portanto, *as casas possuem um significado rico e profundo, revelando um estilo de vida.*

Os mosteiros, hospitais, colégios, são construídos de acordo com as atividades que se realizam nesses locais e a residência, projetada para receber uma família, precisa levar em consideração as necessidades de proteção, saúde, segurança, conforto e desenvolvimento das potencialidades dos moradores.

Portanto, a casa é um símbolo de *status* social, e um reflexo do conjunto de conhecimentos de uma determinada época.

V - Breve histórico

Hoje, nossas casas possuem "arsenais" tecnológicos consideráveis.

Provavelmente não nos damos conta de todo esse material, e como isso nos afeta.

O advento da energia elétrica (Thomas Edison – 1847-1931) provocou uma profunda alteração nos hábitos humanos.

A Revolução Industrial possibilitou uma gama de novos materiais, entre eles o concreto, o aço e o vidro blindado. A Arquitetura, diante desses novos materiais criou formas muito arrojadas e livres.

Hábitos sociais

Antigamente, a vida era regida pelo grande relógio biológico, o Sol, e seu substituto era o fogo, através das velas, tochas, lamparinas. A vida transcorria de forma natural, com fogões à lenha e o maior lazer eram as conversas ao pé do fogo e os famosos saraus culturais.

A luz elétrica possibilitou o prolongamento das atividades do dia e alterou o ambiente doméstico com os aparelhos elétricos. Antes disso, as mudanças eram mais lentas e num ritmo mais natural.

Mais recentemente, os notebooks, os dispositivos eletrônicos, as TVs. por assinatura, os celulares, trouxeram mudanças muito rápidas, alterando hábitos e exigindo um maior conhecimento de suas influências sobre nós.

As mudanças hoje ocorrem de forma muito rápida, praticamente não temos tempo de analisar como tudo isso tem nos afetado.

As adaptações têm sido feitas mas não com o critério que nossa saúde e liberdade, os verdadeiros bens da vida, exigem.

Uma das orientações do Feng Shui é procurarmos não inverter as funções dos ambientes, respeitando as atividades e o campo de energia que elas necessitam.

Um escritório é um local de criatividade e atividade.

Já um quarto de dormir, destinado principalmente ao repouso, exige atmosfera suave e o mais livre possível de influências externas trazidas por exemplo por televisores e computadores. Se esses aparelhos tiverem necessidade de estar no quarto, é aconselhável deixá-los a uma distância razoável da cabeceira da cama e "criar" divisórias com criatividade e beleza.

Estilos na decoração e nas formas arquitetônicas

Os tempos contemporâneos mostram uma convivência pacífica entre os mais diferentes estilos. A moda do vestuário exemplifica bem essa afirmação. O importante hoje é cada um sentir-se bem consigo mesmo, e não seguir um padrão. É a verdadeira liberdade de ser, porque os seres humanos são muito diferentes entre si, portanto têm gostos também muito diferentes. O importante é haver um respeito pela manifestação do outro e um profundo respeito por si próprio também.

Os conceitos mudaram. Hoje não existe o conceito "kitsh" ou brega em decoração, existe a falta de bom-senso ou desarmonia. A harmonia e o bem-estar é o que se pretende, e isso é muito amplo e variado. Vide a própria natureza: a variedade das espécies em um todo harmônico, como as exuberantes florestas tropicais.

VI - Considerações sobre a Arquitetura, a Arte maior

Essa palavra veio do Latim e significa "Idear ou conceber espaço ou elemento arquitetônico" – (Novo Dicionário Aurélio – Buarque de Holanda Ferreira, Aurélio – Ed. Nova Fronteira).

A Arquitetura pode ser considerada assim por criar o cenário em que se desenvolvem as demais artes, sendo importante observar que muitíssimos dos chamados estilos artísticos originaram-se na Arquitetura, daí se propagando naturalmente às demais artes.[7]

A necessidade de habitar é fundamental no ser humano.

A Arquitetura, portanto, é tão antiga quanto a própria humanidade.

"A finalidade de toda e qualquer construção é a criação de um espaço que *isole* seus *ocupantes*, sejam homens e/ou seus bens, sem impedir suas *trocas* (locomotoras, ópticas, térmicas) com o ambiente exterior. O tipo de construção (estrutura, *materiais*, eventual *decoração*) é condicionado pelos recursos técnicos de cada civilização – confrontados com as condições físicas do lugar – e pelo programa (destinação) que lhe é atribuído, incluindo não só os dados racionais, ***mas também os valores simbólicos que conferem à obra a visão espiritual e cósmica dos homens***. A interação do mito e da matéria conduz, assim, a soluções que escapam freqüentemente a nosso raciocínio analítico. Desses valores míticos subsistem no Ocidente, desde a época clássica, apenas os da ostentação e os da beleza, mas muitos outros são discerníveis entre povos de outrora ou mesmo de hoje, em culturas ditas "pré-lógicas".[8]

Algumas definições dessa arte

"Forma artística inorgânica de música plástica." (Schelling – filósofo alemão –1775/1854). Schelling, em sua filosofia da natureza e da arte chegou a uma espécie de naturalismo organicista, isto é, ao seu chamado sistema da identidade, segundo o qual *a natureza e a consciência* são concebidas como uma só unidade infinita. Essa unidade, *identidade dos contrários*, é o absoluto; natureza e consciência, objetivo e subjetivo não são um a origem do outro: ambos procedem do absoluto. A reunificação de natureza e consciência é tarefa da obra de arte; só ela consegue apagar a aparente oposição das coisas, unindo-as numa suprema identidade, no absoluto. Daí Schelling dizer que *a mais perfeita intelecção da verdade é a que brota da criação artística*. Segundo o filósofo, a inteligência teórica contempla o mundo, a inteligência prática o ordena, e a estética o cria.[9]

Ou segundo Schlegel,[10] Arquitetura é:

---

[7] Enciclopédia Barsa – Encyclopaedia Britannica.

[8] Grande Enciclopédia Larousse Cultural –1998 – Ed. Nova Cultural Ltda.

[9] Grande Enciclopédia Larousse Cultural – 1998 – Ed. Nova Cultural Ltda.

[10] Schlegel – escritor alemão – 1767-1845. (Enciclopédia Barsa – Encyclopaedia Britannica).

"Música solidificada".

Música pode ser definida como acordes harmoniosos.

Ou ainda,

"Arte e técnica de organizar espaços internos cobertos".

Espaço coberto implica teto, pilares, colunas e/ou arcos para sustentá-los. É necessário circundá-lo por paredes e um piso, que corrija a desigualdade do terreno.

Arquitetura não é técnica somente, é também arte. Merece o nome de Arquitetura quando aquele que a cria sabe distribuir, proporcionalmente, massas e espaços e concatenar-lhes as partes, de modo a formarem um todo harmônico.

Fatores que condicionam a Arquitetura:

Terreno – forma e tipo de solo – oscilações
Função – para quê
Clima/Paisagem circundante
Material utilizado
Método e construção

Clima

É importante saber de que modo incidirão os raios solares durante todo o ano para que as janelas possam propiciar sombra no verão, e no inverno, sol.

A incidência dos ventos, sua velocidade, as chuvas (precipitação fluvial), temperatura média anual, o teor da umidade, tudo deve ser previsto.

Países situados em zonas tropicais forçosamente terão uma arquitetura diferente das regiões frias.

O papel do arquiteto

Misto de técnico e artista, deve possuir os conhecimentos da técnica e a sensibilidade do artista.

É quem cria diretamente as condições de existência de um povo.

"Acima de tudo, o objetivo da Arquitetura não se restringe exclusivamente à construção de abrigo para as necessidades básicas e utilitárias do homem. Mais do que a exteriorização material e formal de todas as suas atividades concretas, deveria a Arquitetura atender às suas aspirações."

"Principalmente, deveriam os arquitetos desenvolver o desejo de atender à permanente necessidade do homem de uma interação afetiva com o meio ambiente, favorecendo seu crescimento pessoal, a harmonia do relacionamento social e, acima de tudo, aumentando a qualidade de vida."[11]

VII - Os expoentes da Arquitetura moderna no Ocidente

Influências norte-americanas

Frank LLoyd Wright (1869 –1959).

Arquiteto norte-americano.

Especializou-se em arquitetura doméstica.

Cada casa projetada por Wright buscava refletir a personalidade do proprietário.

Projetou para si mesmo em 1937, na Pensilvânia, a Casa da Cascata, que procura integrar harmoniosamente a construção na natureza ambiente.

Teve grande influência sobre os jovens arquitetos das mais diferentes nações, inclusive do Brasil, que ele visitou em 1931.[12]

Wright teve também a idéia de distender os andares (pavimentos), fazendo ao mesmo tempo varandas e marquises.

Segundo Wright, a iluminação é o maior fator de realce e beleza em uma decoração, sendo importantíssimo os pontos de sua localização e os tipos de luminárias escolhidas.

Influências européias

Le Corbusier (1887 – 1965).

Suíço naturalizado francês.

Propagou a solução de habitat vertical, até "as unidades de habitação".

Criou também modelos de mobiliários funcionais e ergonômicos (anatômicos).

Considerado o principal inspirador da Moderna Arquitetura Brasileira, em 1920 já expunha suas idéias revolucionárias sobre o aproveitamento do ar, da luz e sobretudo, do espaço.

---

[11] Percepção Ambiental e Comportamento – Okamoto, Jun – IPSIS Gráfica e Editora S/A.

[12] Enciclopédia Barsa – Encyclopaedia Britannica – 1967.

Inaugurou as infra-estruturas básicas da Arquitetura Moderna, possibilitando novas perspectivas para a organização racional do complexo citadino.

Foi arquiteto consultor no Rio de Janeiro, em 1936, do projeto do Ministério da Educação e Saúde (hoje Palácio da Cultura), marco da moderna arquitetura brasileira, elaborado por uma equipe chefiada por Lúcio Costa e posteriormente, por Oscar Niemeyer, construtores de Brasília.[13]

Walter Gropius (1883 – 1969).

Arquiteto alemão nascido em Berlim.

Construiu a Fábrica Fagus em 1911, considerada a 1ª. construção em estilo moderno.

Fundou a Bauhaus, nome da Escola de Ensino de Arte criada em 1919 em Weimar, Alemanha. Bauhaus significa "Casa em Construção", ou "Casa Viva".

Sua intenção era criar uma nova arquitetura, dando vida e significação ao habitat, através da síntese das artes plásticas, do artesanato e da indústria.[14]

Tendências da Arquitetura Moderna

Simplicidade, planos e curvas lisos.

Uma boa dica é não nos afastarmos das origens de cada país em nossas criações.

O cenário brasileiro

Lúcio Costa, Niemeyer e Burle Marx.

Profundamente influenciados por Le Corbusier e pela Semana da Arte Moderna de 1922, Niemeyer (1907) construiu Brasília, seguindo o plano geral de Lúcio Costa. Alcançaram reconhecimento internacional, integrando a equipe que planejou a sede da ONU em Nova York. A partir de 1962, Niemeyer criou diversos projetos em vários países.

Niemeyer enfatizou a integração da Arquitetura com a Arte e a liberdade de invenção.

Burle Marx (S.P. 1909 – R.J. 1994).

Um profundo conhecimento de flora tropical é a base de sua arte, que se expressa em parques e jardins nos quais os diversos elementos naturais (plantas,

---

[13] Grande Enciclopédia Larousse Cultural – Ed. Nova Cultural Ltda.

[14] Enciclopédia BARSA – Enciclopaedia Britannica.

água, pedras, topografia) são organizados em largas composições abstrato-geométricas ritmicamente articulados. (Folha - Enciclopédia Ilustrada).

Esses dados evidenciam que já no século passado alguns arquitetos ocidentais destacaram-se na busca da integração entre a Arquitetura e a Natureza e no cuidado com a ergonomia, mostrando sua preocupação com qualidade de vida através de projetos de edificações e mobiliário anatômico, voltados para o bem-estar dos que os utilizam.

Complementando essa tendência, as técnicas Feng Shui trazem perspectivas múltiplas que visam "criar" locais com equilíbrio energético, fruto de suas observações criteriosas na área de circulação interna, externa e seus efeitos sobre as pessoas.

Como os ambientes podem afetar o ser humano

"Como arquiteto, sempre tivemos em mente o estudo do comportamento humano, relacionado ao meio ambiente arquitetônico. Através da estrutura espacial, da linguagem arquitetônica, do significado e valores culturais dados a esse espaço e meio ambiente, tem-se *a reação aos estímulos ambientais* que originam, orientam e favorecem *a vida qualitativa dos usuários.*"[15]

O psicólogo norte-americano **Skinner** (1904-1990) influenciado pelo behavorismo e pelos trabalhos de Pavlov sobre comportamento condicionado desenvolveu uma nova corrente behavorista – *a análise científica do comportamento.*

"A despeito das influências da consciência, somente o comportamento pode ser estudado."

Este seria explicado pelo *reforçamento* – um determinado reforço (**estímulo**) positivo ou negativo, que causa, elimina ou reduz a ocorrência de um comportamento ou resposta.

Através da ação planejada por reforços, podemos obter o condicionamento, que pode ser:

Operante – controle por reforços posterior à resposta;

Respondente – anterior à resposta.

Transpondo para a Decoração de Interiores, podemos estar introduzindo ou retirando estímulos (objetos, cores) com finalidade psicoterápica.

Considerado um teórico da aprendizagem, Skinner dedicou-se também ao estudo de amplos problemas culturais e às aplicações de suas descobertas no âmbito social.[16]

---

[15] Percepção Ambiental e Comportamento – Okamoto, Jun – IPSIS Gráfica e Editora S/A.

[16] Grande Enciclopédia Larousse Cultural – Ed. Nova Cultural Ltda.

VIII - O Símbolo e o Feng Shui

Outro fator de grande valia para esse processo é o estudo do que temos em nossos ambientes e o que simboliza para nós esses objetos.

A psicologia de Carl G. Jung demonstra a importância dos símbolos em nossas vidas.

Quem foi Carl G. Jung e qual sua contribuição na compreensão da natureza humana?

C. G. Jung – Psiquiatra suíço (1875 – 1961).

Introduziu a noção de inconsciente coletivo, que representa o acúmulo de experiências milenares da humanidade e se exprime pelos seus arquétipos (temas privilegiados e imutáveis, presentes nos sonhos, nos contos, nos mitos etc.), portanto o símbolo está impresso em nosso inconsciente.

É preciso salientar a diferença entre inconsciente coletivo (acúmulo de conhecimentos) e mente coletiva (padrões de comportamento).

Para Jung, a libido tornou-se sinônimo de "energia vital" mais do que sexual, como era vista por Freud.

Nos legou a idéia de Sincronicidade, demonstrando que a coincidência dos acontecimentos, no espaço e no tempo, significa algo mais que mero acaso.

Jung nos demonstra que os símbolos exercem sobre nós um efeito gerado a partir do inconsciente e que afetam nossa compreensão de mundo.

Ele conhecia o Livro das Mutações – I Ching, e o respeitava como um guia para a autoconsciência. Sua teoria se encaixa perfeitamente no processo personalizado de harmonização de ambientes.

Nossa maior referência na forma como nós percebemos as cores, os objetos, as formas *é o estudo de Jung*, porque através de sua teoria sobre o inconsciente coletivo podemos compreender porque associamos o símbolo ao significado. Colocar símbolos com significado positivo (símbolos que nos dêem idéia de proteção, liberdade, alegria, coragem, etc.) nos influenciam beneficamente.

Ouro é metal precioso, denota riqueza, portanto dourado, a cor do ouro, nos remete à idéia de riqueza.

Verde, cor das matas, simboliza saúde, energia.

Não bastasse isso, a cromoterapia está aí, mostrando seus resultados para quem se utiliza de seus princípios.

O significado da cor pode se estender à escolha do tom das paredes, das roupas e até dos alimentos, dependendo do que queremos atingir.

Compreender mais a nós mesmos e o efeito que tudo que nos cerca exerce sobre nós se torna muito importante na busca de maior saúde e bem-estar.

Mas, em que consiste o ambiente?

"Do ponto de vista psicológico, Tiedermann responde ser ele basicamente constituído de dois elementos: matéria e energia. Ele diz que "objetos, pessoas e animais são feitos de matéria; a luz do Sol ou de uma lâmpada, o som que vem do rádio, a chama que aquece a panela no fogão são diferentes tipos de energia (eletromagnética, mecânica e térmica, respectivamente), sejam elas energias refletidas ou produzidas pelos objetos, pessoas e animais."[17]

IX - As influências orientais: Feng Shui e meditação aplicada ao equilíbrio pessoal. A acupuntura

Renasce um método milenar descoberto pelos chineses e descrito no "I Ching – O Livro das Mutações"[18] como um instrumento para reintegrar o ser humano no contexto natural da vida: o Feng Shui.

É uma técnica-arte milenar que se baseia no estudo da Natureza e em seus símbolos e que busca trazer harmonia e mudanças benéficas para nossas vidas através da decoração dos ambientes que usamos.

Os chineses buscaram através dessa sabedoria conhecer o teor da energia que permeia tudo que nos cerca, e ao mesmo tempo, através desse conhecimento, direcioná-la para que ela circule de forma harmoniosa e conseqüentemente, benéfica.

Devemos direcionar a energia nos ambientes de forma a criar suavidade, leveza e sensação de proteção.

Isso pode ser feito através da aplicação da Teoria dos Cinco Elementos e pela melhor forma de posicionar os móveis, as luminárias, as plantas, as cores.

Outra perspectiva de grande valia para esse processo é o estudo do que temos em nossos ambientes e o que significa para nós esses objetos.

> *O objetivo é criar espaços com harmonia e equilíbrio transmitindo aos que os ocupam sensação de bem-estar. Esse estudo abrange as formas arquitetônicas,*

---

[17] Percepção Ambiental e Comportamento – Okamoto, Jun – IPSIS Gráfica e Editora S/A.

[18] Wilhelm, Richard – Ed. Pensamento.

a posição do mobiliário, o uso inteligente das cores, luminárias, plantas, o estudo da linguagem dos símbolos e sua influência em nossas vidas.

Palavras-chave:	Equilíbrio:	*Harmonia entre os opostos*
	Consciência :	*(com conhecimento)*
	Universo:	*unidade na diversidade*
	Mutação:	*transitoriedade dos ciclos vitais:* Tudo está em constante mutação.

Através dessa sabedoria vamos estudar:

- O padrão de energia – a identificação das energias e como trabalhar com elas.
- Os Cinco Elementos – Fogo, Terra, Metal, Água e Madeira.
- Os Cinco Animais – Tartaruga, Fênix, Dragão, Tigre e Serpente.
- As cores.
- A melhor posição para os móveis, luminárias, plantas.
- A forma da casa e a estrutura interna, a circulação do ar e a luminosidade nos ambientes.
- As plantas e sua utilização para gerar maior qualidade de vida. Sua simbologia.

Continuando,

"... tudo nasce do interior do indivíduo, refletindo no contexto exterior, e todo universo exterior repercute no seu interior."[19]

Essa frase, para mim, define exatamente a forma como a técnica Feng Shui age na composição dos ambientes já que a técnica propõe o estabelecimento do equilíbrio externo para que ele auxilie na conquista do equilíbrio interno.

Ainda,

"O pensamento tradicional do chinês apreende o cosmos de um modo semelhante ao do físico moderno, que não pode negar que seu modelo de mundo é uma estrutura decididamente psicofísica".

"O I Ching a todo instante insiste no autoconhecimento.
...O método aponta claramente para o autoconhecimento, ainda que em todas as épocas tenha sido usado num sentido supersticioso."[20]

Do Oriente vieram técnicas de relaxamento, equilíbrio pessoal, meditação.

---

[19] Percepção Ambiental e Comportamento – Okamoto, Jun – IPSIS Gráfica e Editora S/A.
[20] C.J. Jung – I Ching – O Livro das Mutações – Richard Wilhelm – Ed. Pensamento, 1956.

Os banhos terapêuticos (Ofurô) e a acupuntura também visam ao alívio do *stress* e portanto a obtenção de maior qualidade de vida.

Tai Chi Chuan, Yoga, facilitam a concentração no momento presente, tornando-nos mais sensíveis e aptos a "perceber" a beleza e a harmonia dentro e fora de nós.

O controle da atividade mental que a meditação proporciona nos auxilia a participar do processo vital com mais prazer e alegria.

O arquivo emocional e a percepção; a Meditação e o Yoga

O poder dos pensamentos em nossa vida.

Entre as atividades da mente humana, está aquela que chamamos de percepção. A mente percebe as coisas, objetos e fatos externos. E tem a faculdade de lembrar-se a qualquer momento, sempre que o quiser. Isso é feito por intermédio da memória.

A mente não só possui a memória das formas, mas também a dos odores, sons, contatos táteis, sabores e tudo percebido pelos sentidos.

Quando nossa mente percebe algo, logo nosso psiquismo faz nascer a emoção relacionada a essa percepção. Portanto, é aconselhável para nossa saúde psíquica e emocional decorar nossos ambientes com objetos que nos despertem sensações agradáveis e fortalecedoras, retirando os que despertam tristeza, confusão e outros estados indesejáveis.

Nossos pensamentos moldam nossa vida, e através da prática da meditação conquistamos a serenidade dos pensamentos, passando a colaborar para usufruirmos de uma vida mais plena.

Para o homem ocidental, meditar pode ser simplesmente viver em serenidade mental, acalmando nosso coração através de pensamentos objetivos, isentos de autocondenação. Essa atitude leva a pensar sem julgar a si e ao outro.

Um grande auxílio nesse processo pode ser o Yoga.

Originada na Índia há mais de 5.000 anos, busca a atividade física aliada ao autoconhecimento e à serenidade dos pensamentos, através da meditação.

Uma mente serena emite pensamentos claros, e esses pensamentos refletem-se na realidade, suavizando-a.

Nos ambientes, cores adequadas, sons, aromas agradáveis propiciam a prática da meditação através da decoração.

O Feng Shui, considerado a acupuntura da casa, age como um espelho de sua vida e das circunstâncias desta.

Mais definição de Feng Shui

É também conhecido como a "arte da organização do espaço".

Existem vários enfoques na implantação do Feng Shui, entre eles:

1. A análise estrutural, física e sua interpretação.
2. A forma como o local está decorado e quais as alterações indicadas para que se estabeleça o equilíbrio.
3. Adequação da decoração à/às pessoas que utilizam o espaço.

Como age essa técnica? Vamos demonstrar como, de forma lógica, o Feng Shui:

– Neutraliza os pontos problemáticos de circulação interna ou de assimetria na forma da construção.

– Ativa pontos de equilíbrio e cria através da utilização dos Cinco Elementos equilibrados a harmonia nos locais.

Tudo é energia e vibra de forma característica: a água, o vento, o sol, o tráfego de veículos. As que não vemos mas "percebemos" também influenciam nossos sentimentos e pensamentos.

O Feng Shui busca proporcionar proteção contra as correntes de ar, o vento, a água, o sol a oeste, casas vizinhas, ruas que desemboquem em uma casa, torres de alta-tensão e tudo que possa prejudicar a saúde e o equilíbrio do ser humano.

X - Feng Shui e as suas origens

Quais são suas bases?

Dentre os inúmeros conhecimentos legados pela raça primitiva, permaneceu entre nós a técnica de harmonização com as forças magnéticas da Terra, chamado de Feng-Shui. Esse estudo iniciou-se na China há mais ou menos 5.000 anos atrás baseado em:

1. Geomancia

Significa a observação criteriosa da paisagem e do que está em redor. Ciência cosmológica tradicional, precursora do Feng Shui. Trata-se da determinação das influências que permitem ao homem viver em harmonia com o seu quadro natural e, em conseqüência, em harmonia com o Céu.

"A estética da paisagem urbanizada é conseqüência da harmonia cósmica e da competência daquele que está apto a senti-la e interpretá-la."[21]

Os chineses, baseados na observação criteriosa da Natureza, perceberam que vários fatores influíam para que essa energia transmitisse exuberância e abundância: o tipo de solo, as ondulações de um terreno ou região, a existência de água limpa e corrente nas imediações, a paisagem circundante e a posição em relação à luz solar nas diferentes horas do dia. Durante muito tempo, para nós, ocidentais, só vieram as informações relativas à agulha magnética, fato que possibilitou as grandes navegações no Ocidente.

2. I Ching, O Livro das Mutações e o conceito de Equilíbrio Yin e Yang – 1150 a.C.[22]

- Reúne as filosofias taoístas e confucionistas e forma ou representa a base da sabedoria chinesa. Sofreu acréscimos pós-Confúcio (206-220 d.C) que ampliaram o seu significado original e lhe deram o caráter de sistema cosmológico abrangente. Esse livro introduz o conceito de que duas forças opostas e iguais formam o movimento da vida (Yin e Yang).

Bem mais tarde, a Ciência comprovou que no átomo existe um próton para cada elétron, ou vice-versa. É o princípio da vida: duas forças opostas e eqüitativas.

- Contém os 8 trigramas (figura formada pela superposição de três linhas) e os 64 hexagramas gerados a partir deles.
- Baseado na observação da natureza, desenvolve a verdade de que tudo está em mutação em nossas vidas; na realidade, a mudança é a essência do movimento vital.

O oceano forma movimentos repetitivos – as ondas – mas com natureza dinâmica. O mesmo movimento, porém sempre novo. Assim é a vida: formada por ritmos que se sucedem, como o dia sucede à noite; porém não há dois dias exatamente iguais.

O conceito de rotina perante isso pode ser reformulado: só sentimos tédio quando não estamos fluindo com a vida, quando por algum ou vários motivos nossa vida está bloqueada em algum ponto.

---

[21] Dicionário de Símbolos – Jean Chevalier/Alain Gheerbrant – 13ª. ed. – José Olympio Editora.

[22] Wilhelm, Richard –Ed. Pensamento – 1956.

"A energia deve fluir de forma suave, como um riacho sinuoso que desce a montanha."

"Tudo segue fluindo como esse rio, dia e noite, sem cessar."

Confúcio – filósofo chinês - 551 a 479 a.C.

"As palavras encontradas no I Ching são mais antigas que o próprio livro e provêm de uma linguagem xamânica da China antiga.

O I Ching foi escrito para manter as pessoas em contato com a afluência da energia vital universal e com as informações encerradas no inconsciente.

O objetivo do oráculo é recordar-nos de que fazemos parte de um quadro maior. Nossas preocupações não podem ser separadas do fluxo de vida que nos cerca.

Todos es ensinamentos foram compilados por volta de 200 a.C. e o converteram no I Ching, ou um texto clássico. Essa compilação clássica corresponde exatamente ao texto que conhecemos hoje."[23]

O movimento progressivo e o movimento retroativo nos ciclos de nossa vida

O I Ching nos ensina que desde que nascemos existem dois movimentos nos ciclos de nossa vida: um é progressivo, caminha em direção ao futuro determinado pela qualidade de talentos que recebemos ao nascer e que busca a plena maturação dessas qualidades. Outro é retroativo e nos mostra que somos um resultado de nossas escolhas e das experiências e influências que recebemos no decorrer de nossa existência. Conforme nos desenvolvemos, cada vez mais os anos que se sucedem nos trazem os resultados das sementes que plantamos através de nossos pensamentos, palavras e ações. A Natureza cumpre seu papel nos auxiliando a realizar nossa evolução pessoal, trazendo as circunstâncias mais propícias para que atinjamos nossa meta, que é a autorrealização e conseqüente expansão de nossa consciência.

Porém, se estivermos distantes de nossa essência, não dirigindo nossa própria vida, podemos estar em excelentes condições materiais que mesmo assim não nos sentimos plenos.

Viver exige cada vez mais informações e conhecimento sobre como atingir um estado de compreensão desse processo vital que estamos inseridos e como fazer parte conscientemente, procurando exercer o poder de fazer as escolhas certas para nós.

Encontrar-se, conhecer-se, amar-se de forma saudável sorvendo cada momento e sentindo o prazer de estar vivo. Só assim estaremos preparados para espalhar essa vibração calorosa e benéfica que chamamos de amor a outras pessoas.

---

[23] Clark, Mary – I Ching – Ed. Avatar – 1999.

Esse é o maior objetivo das Escolas de Feng Shui: proporcionar informações e nos ensinar a entrar em contato com o ritmo da vida, integrando nossa vida terrestre no cosmos celeste.

Um dos maiores prazeres que o ser humano pode experimentar é a sensação de estar fazendo parte dessa maravilha misteriosa que se chama Vida.

Quando sabemos que o presente é o fruto de nossas ações passadas, das escolhas que fizemos, deduzimos que nosso futuro é o que estamos forjando hoje.

Não podemos alterar o passado, mas podemos planejar, dentro de nossas possibilidades existentes *hoje*, nosso futuro.

Tendo como Mestra a Natureza, vemos que cada semente gera o fruto que ela encerra.

Resumindo, o I Ching nos diz que *"Tudo está continuamente em mutação", portanto devemos aprender a fluir com as mudanças, retendo apenas as lições aprendidas com o passado e nos livrando dos sentimentos negativos dessas experiências.*

3. Tao Te King – do filósofo chinês Lao Tsé – (aprox. séc. VI a.C.).

O sábio chinês Lao Tsé definiu com muita propriedade essa questão: escreveu o **Tao Te King**[24] onde nos mostra o caminho que devemos percorrer para alcançarmos nossa realização interna.

Segundo ele, cada ser humano possui talentos naturais e a vida traz os aprendizados necessários para sua evolução.

Segundo Rohden,

> *"Tao significa o Absoluto, o Infinito, a Essência, a Suprema Realidade, a Inteligência Cósmica, a Vida Universal".*

Estar no "Tao" (estar em sua essência, em seu caminho pessoal) é estar desenvolvendo essas características, mesmo em meio às adversidades.

Sentimo-nos plenos quando estamos nesse caminho.

Nossa mente deve ter a flexibilidade necessária para aceitar a realidade presente (fruto de nosso passado) e desapegar-se ao mesmo tempo dos padrões adquiridos no passado.

Tornar-se como crianças em relação ao hoje, buscando sempre a conexão, a comunhão com as forças naturais disponíveis para o ser humano capaz de perceber e compreender a profundidade da vida.

---

[24] "O Livro do Caminho das Virtudes Supremas" (Ed. Madras – 1997).

Resumindo:

Todos nós temos um caminho (TAO) a percorrer nesta vida. Esse caminho é único, individual e pode ser intuído pelas circunstâncias que cercaram nosso nascimento: data, hora, local, condições socioeconômicas, culturais.

Estar no nosso Tao é estar realizando e desenvolvendo os talentos únicos que recebemos e aprendendo com eles, aumentando a compreensão que temos da vida.

Quando estamos n'ele, estamos plenos e alegres, mesmo em meio às dificuldades que encontramos.

O papel da espiritualidade no Feng Shui

Independente da nossa escolha espiritual, é importante para nossa saúde psíquica que desenvolvamos convicções que nos auxiliem na compreensão do mistério do sentido da Vida e que nos dê suporte para a difícil arte da convivência humana.

O papel da Astrologia (chinesa e ocidental) no Feng Shui

Podemos usar a visão astrológica para nos auxiliar no autoconhecimento e no conhecimento do outro.

As compatibilidades ou diferenças de temperamento através desse prisma pode ser um grande auxílio quando temos dificuldades em nossos relacionamentos interpessoais.

Outro campo de interesse é a compreensão da natureza infantil e a orientação para sua educação através do estudo de sua natureza pela astrologia chinesa combinada com a ocidental, somados aos estudos da Psicologia.

Escolas de Feng Shui

Várias escolas se desenvolveram em solo chinês, cada uma com suas características. Podemos destacar a Escola da Forma, a Escola dos Cinco Animais, a Escola da Bússola e mais recentemente, a Escola do Chapéu Negro, de Thomas Lin Yun. Conhecimentos tão antigos precisam ser analisados à luz das descobertas atuais e através da aplicação de vários conhecimentos modernos de psicoterapia, estudo dirigido de autoconhecimento, cromoterapia, uso de cristais, plantas, aromas, uso inteligente de luminárias e tecidos e tudo que envolve a criação de bem-estar nos ambientes. Lin Yun atualizou esta técnica tendo grande repercussão no Ocidente.

As Escolas de Feng Shui buscam inserir nesse Todo Maior cada um de nós, facilitando esse processo irreversível e tão prazeroso. Ao mesmo tempo respeitam a individualidade, as diferenças e reforçam a necessidade de equilíbrio e de justiça para que possamos viver em paz uns com os outros.

Por isso que o Feng Shui possui um sistema filosófico de base que não pode ser ignorado, sob risco de não atingirmos sua finalidade principal: a harmonia conosco, com aqueles que nos cercam e com o ambiente.

A maioria das Escolas de Feng Shui são milenares.

Todas buscam a harmonia e o equilíbrio, cada uma com sua perspectiva particular.

Ao mesmo tempo, como são várias as Escolas e algumas milenares, é natural encontrarmos informações divergentes.

Feng Shui Lógico tem como objetivo principal preservar o espírito que deu origem ao Feng Shui e à utilização do Baguá (Pá kuá) através do estudo do I Ching,[25] onde encontramos a explicação dos trigramas, uma das bases principais do Feng Shui. Atualizar esses estudos com os conhecimentos dos dias de hoje, não desprezando nenhuma informação que possa trazer cada vez mais harmonia, saúde e bem-estar.

Ser fiel à constatação de que tudo está em constante mutação, portanto aberta às alterações sempre que se fizerem necessárias e sempre que novas descobertas sejam feitas, aperfeiçoando cada vez mais seus conceitos.

XI - Nos conscientizando de tudo que nos cerca

A energia cósmica vital que permeia todo o Universo e afeta cada ser vivente é chamada pelos chineses de Ch'i.

Tudo possui energia e tudo é afetado por ela.

Os átomos compõem tudo que existe e são partículas de energia positiva e negativa que se movem. É importante salientar que aqui o termo *negativo* não se refere a *nocivo*, e sim ao oposto de positivo. Essa definição está ligada à teoria do equilíbrio entre Yin e Yang, forças opostas e iguais que geram a vida.

Lembre-se:

Para aplicarmos bem essa técnica, precisamos utilizar esses ensinamentos com bom-senso, discernimento e através do desenvolvimento da intuição que ela proporciona, criamos a harmonia em nossos ambientes.

[25] Wilhelm, Richard. O Livro das Mutações – Ed. Pensamento.

Através desse estudo você vai perceber o padrão de energia que você quer em sua vida e vai poder alterar o ambiente de forma a ser propício a isso.

É como um jogo de xadrez, você muda uma peça e altera a configuração do jogo: o Feng Shui equilibrando o ambiente provoca um movimento no externo que se reflete no interno, elevando a nossa percepção e provocando alterações positivas. Ele é um instrumento para uma elevação de nossa consciência e quanto mais utilizamos suas orientações com conhecimento mais resultados teremos.

É como dissemos no início, a verdadeira revolução é interior: cada ser humano que passa a viver com mais consciência e plenitude estará elevando o nível vibratório do planeta e auxiliando a conseguirmos melhor qualidade de vida para todos.

A base da harmonia é o equilíbrio entre opostos:

Yin	**Yang**
Noite	Dia
Lua	Sol
Morte	Vida
Refletir	Agir
Esquerdo	Direito
Água	Fogo

Yin é representado assim : __ __
Yang é representado assim: _____

Nossas casas refletem nossas vidas.

Portanto, o Feng Shui, considerado também como a acupuntura da casa, é uma terapia ambiental e faz parte de um processo onde você percebe o que tem à sua volta, seus sentimentos e sensações a respeito de tudo que o cerca. O Feng Shui busca criar o equilíbrio nos ambientes, para que esse equilíbrio se instale em você.

Tudo deve gerar bem-estar.

Nosso equilíbrio pessoal fica muito mais fácil de se conseguir quando estamos em locais que nos transmitem harmonia, motivação e alegria.

XII - Denominando e identificando as energias

O Feng Shui se preocupa em harmonizar residências, famílias, ambientes e o próprio ser humano através de tudo que existe: pensamentos, sentimentos, casas, móveis, cores, tecidos, enfim tudo que existe dentro e fora do ser humano.

Tudo que emana sensação agradável é um bom Feng Shui.

Quando a energia flui suavemente, de forma ondulante e sem estagnar é denominada benéfica (Scheng Ch'i)

Feng Shui é o acúmulo de energia benéfica gerada por formas arquitetônicas harmônicas; vegetação bem distribuída, acolhedora e protetora; sons agradáveis; iluminação forte e suave; cores estimulantes e alegres.

O que é Sha?

É o inverso de ch'i, a força vital benéfica. É nocivo e associado a imprevistos desagradáveis e perigosos como ventanias, enchentes.

Terrenos pantanosos; em forma de vale abrupto; terrenos excessivamente planos, não favorecem o acúmulo de energia benéfica, prejudicando os moradores. Um rio com forma reta, correndo muito rápido, fendas verticais em montanhas, linhas de trem, linhas de telefone transtornam a energia benéfica.

Portanto, denominamos de energia nociva (Sha Ch'i) quando a energia flui em uma única direção, se torna desintegradora e tende a se tornar muito veloz.

Então, o que é uma energia benéfica?

É tudo aquilo que transmite ânimo, motivação, alegria, segurança, dinamismo, que dilata nosso coração e faz nos sentirmos bem.

E o que é uma energia nociva, que nos faz mal?

Aquela que me tira o ânimo, me deprime, mesmo que eu não me dê conta disso.

O Feng Shui é justamente o estudo que me dá as informações necessárias para viver melhor e usar da melhor forma as possibilidades que existem.

Situações geradoras de energia nociva

Energia estagnada ou Si Ch'i:

– Ar poluído
– Água parada
– Animais e vegetação mortos
– Terra estéril

Evita-se: exposição a ventos fortes
barulhos ou cheiros intensos
formas longas e retas

Situações que geram energia lenta ou rápida demais

– Corredores muito longos
– Excesso de portas em um corredor
– Locais escuros, que não recebem luz solar
– Porta e janela na mesma direção
– Enviesamentos – Paredes ou portas
– Escada caracol
– Grades
– Centro com lareira/escada/banheiro e/ou cozinha
– Enviesamentos/Obliqüidades
– Entrada que dá para um corredor ou escada
– Porões
– Sótãos

Resumindo, sinais de má circulação de energia em um imóvel:
01. Portas que não abrem 90°.
02. Portas ou janelas que não abrem com facilidade (emperradas).
03. Barulhos que irritam: portas que rangem, que batem.
04. Vidros trincados ou quebrados.
05. Plantas descuidadas.
06. Mofo.
07. Infiltrações.
08. Vazamentos.
09. Luzes que não acendem.
10. Aparelhos que não funcionam.
11. Mau estado da pintura.
12. Locais entulhados.
13. Excesso de móveis ou tamanho desproporcional dos mesmos em relação ao espaço.

Ao analisar um ambiente, perceber a quantidade ideal de objetos decorativos, buscando trazer ao mesmo tempo beleza e motivação.

Os objetos devem estar integrados ao ambiente, fazendo parte harmoniosamente uns com os outros.

Quando os problemas que atravessamos podem estar sendo uma projeção do ambiente:

- Existência de infiltrações e vazamentos
- Centro não estável (localizado em banheiro, escada, cozinha, lareira).
- Áreas faltantes consideráveis (formas de imóveis assimétricas, desarmônicas).
- Estado do imóvel.
- Histórico do imóvel.
- Entorno do imóvel: torres de alta tensão, presença de umidade excessiva, vegetação árida ou ausência de vegetação.
- Correntes fortes de ar interna: relação desfavorável entre portas e janelas.
- Corredores escuros.
- Luzes em excesso ou deficiente.

Na decoração:

- Quadros inadequados.
- Colocação de quadros e objetos nas paredes sem linha de referência.
- Ausência de plantas, ou em mau estado ou inadequadas.
- Cores: excessivamente frias ou excessivamente quentes.
- Posição dos móveis: obstruindo a livre passagem.
- Estantes, vigas acima da cabeça (sobre cama ou cadeira).

XIII - O Baguá ou Pa Kuá (oito lados, em chinês): O Caminho da Harmonia

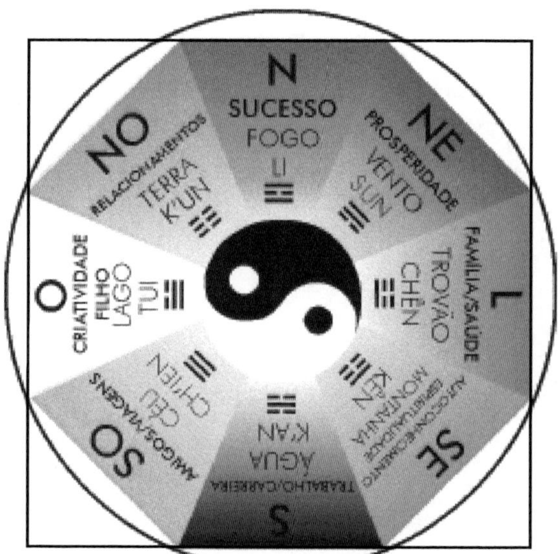

• Figura geométrica com oito lados, símbolo da harmonia para os orientais e símbolo de um novo início no Ocidente,[26] transição entre o quadrado e o círculo.

O oito é, universalmente, o número do **equilíbrio cósmico**. É o número das direções cardeais, ao qual acrescenta o das direções intermediárias: o número da Rosa-dos-Ventos.

[26] No Ocidente, as pias batismais geralmente são octogonais, o oito aqui simbolizando a nova vida, a vida espiritual em que se é entronizado pelo batismo. O 8 deitado é o símbolo do infinito.

São oito os trigramas do I Ching.

Uma curiosidade: o Ocidente também tem um símbolo semelhante ao Baguá.

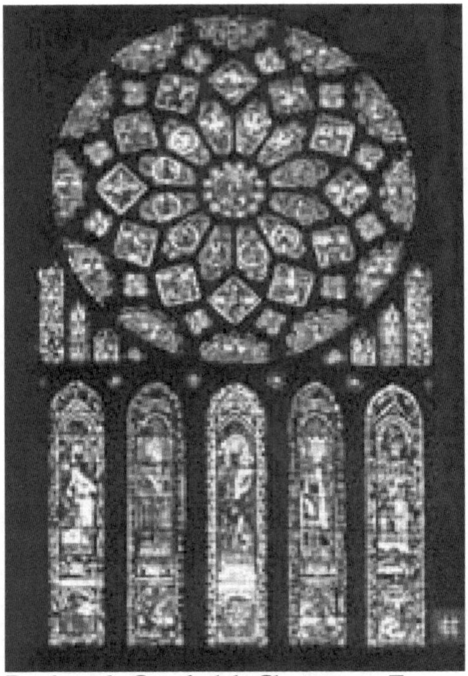

Rosácea da Catedral de Chartres, na França (séc. XIII).

A Rosácea

Você sabia que a Rosácea (figura geométrica em forma de círculo) é um símbolo muito usado na Arquitetura do Ocidente?

Em Arquitetura é uma grande abertura circular com intersecções decorativas dispostas como os raios de uma roda e geralmente guarnecidas de vitrais (Grande Enciclopédia Larousse Cultural).

As catedrais normalmente as utilizam, sendo famosa a Rosácea da Catedral de Chartres, na França.

Este símbolo usado na Arquitetura Ocidental como ornamento arquitetônico, significa, para Jung e sua Escola, o "self" do homem transposto ao plano cósmico. A personificação se completa e se harmoniza quando uma dupla corrente se estabelece, por meio dos raios, do centro para a circunferência e deste para o centro: essa idéia exprime a evolução do universo e da pessoa. [27]

[27] Chevalier, Jean/Gheerbrant – Dicionário de Símbolos – Ed. José Olympio- 13ª edição.

Parte II

FENG SHUI LÓGICO
Iniciando o Projeto de Harmonização

Segundo Kepler, astrônomo alemão (1571-1630), na construção do Universo, *Deus procedeu como um geômetra*, como se tivesse em vista a futura obra arquitetônica humana, com esquadro, nível e compasso. Copérnico demonstrou a prodigiosa regularidade do Cosmo. Nas palavras de Kepler, "*...a mesma regularidade o Criador nos inseriu no cérebro*, para que partilhemos de suas idéias: a geometria é única e eterna, um reflexo do espírito divino". (Thiel, Rudolf – "E a Luz se fez...". – Ed. Melhoramentos).

"Trata de todas as coisas antes que se manifestem."

Tao Te King – Lao Tsé

XIV - Iniciando o projeto de harmonização

"Primeiro damos forma à nossa casa. Depois, ela dá forma à nossa vida." Winston Churchill – estadista inglês

Para iniciarmos a harmonização de uma residência devemos levar em conta toda a paisagem que a circunda.

Quando há visões agradáveis, procurar evidenciá-las e, ao contrário, procurar minimizar as desagradáveis. Tudo tem um padrão de energia, tudo causa uma sensação, que pode ser agradável ou não.

Quanto mais descansados internamente, serenos, mais observamos o que nos cerca, *contemplamos.*

Quanto mais imersos em nossos problemas, tensos, menos percebemos conscientemente esse entorno, porém inconscientemente estamos sendo influenciados por tudo que nos cerca. Por isso que trabalharmos a aparência, o belo, é tão importante: pode estar nos ajudando, e muito, a recebermos sensações que nos acalmam e nos dão segurança.

Observando o que cerca o imóvel:

1. Há cemitério, hospital, posto de saúde, posto policial, igreja, supermercado, etc.?
2. A paisagem é alegre, convidativa? Se houver pontos desagradáveis é conveniente proteger-se: cumeeiras apontando para sua residência, postes de alta-tensão, janelas frontais, pontos de ônibus, etc. **(ver figura na página 68)**.

   Podemos alterar uma situação desagradável através de:

   - Cercas vivas de plantas que criam barreiras entre a situação desagradável e nossa privacidade.

- Cortinas ou persianas que vedem uma paisagem desagradável e ao mesmo tempo suavizem o ambiente. Nesse caso devem ser mantidas fechadas, sem impedir a circulação do ar (pode-se deixar a janela parcialmente aberta) portanto aconselha-se algo leve que não escureça o ambiente demais.
- Depois que analisamos o que cerca, que seria o quarteirão no qual a residência está inserida, vamos proceder à residência propriamente dita.

Dar especial atenção a declives do terreno em relação ao nível da rua ou aclives abruptos e ao centro da moradia, determinado na aplicação do Baguá.

Todos esses procedimentos visam tornar o local de moradia ou trabalho mais agradável de se viver e/ou trabalhar:

1. *Casas cuja entrada localiza-se abaixo do nível da rua*: essa situação provoca sentimento de inferioridade nos moradores, além do problema do escoamento das águas por ocasião de chuvas fortes, ou
2. *Casas em terreno com declive no final.*

   Para melhorar o visual e criar equilíbrio, se possível plantar uma palmeira no final do terreno e/ou instalar poste com lâmpada voltada para o telhado. O objetivo é que a copa ultrapasse o nível da rua. Mesmo que isso não ocorra ou leve muitos anos, o efeito é positivo. A colocação de um refletor luminoso ou uma lâmpada apontada para o telhado e ligada pelo menos uma hora durante a noite suaviza ainda mais a situação.

   Quanto às chuvas, tomar todas as providências possíveis existentes para minorar o problema e, quando possível, mudar de residência. **(Ver figura na página 69).**

A questão do trajeto do Sol sobre a casa:

Uma casa bem ensolarada recebe uma grande dose de energia benéfica. O Sol deve penetrar no maior número possível de cômodos, porque uma casa que receba luz solar é limpa energeticamente automaticamente.

Porém o excesso de Sol, principalmente o Sol a oeste, pode "cozinhar" um ambiente, provocando o excesso de energia Yang, causadora de ânimos exaltados, que podem levar à discussões e desentendimentos entre os conviventes.

Solução: se houver espaço, uma planta de porte a uma certa distância desse ambiente vai filtrar o sol, suavizando a temperatura. Dependendo do local (a escolha de uma planta sempre depende da quantidade de luz que ela necessita para estar saudável) pode-se indicar uma areca, ou um arbusto, ou uma tuia.

Outras opções: cortina, toldo externo, varanda.

As plantas merecem um cuidado especial. As mais convidativas transmitem sensação de alegria e acolhimento.

Evita-se plantas com espinhos, de uma forma geral. Os espinhos sugerem sofrimento, dificuldades.

Sempre procuramos dar preferência a espécies que permanecem a maior parte do tempo com folhas, porque árvores ou arbustos que ficam muito tempo sem folhas transmitem idéia de tristeza.

Plantas altamente benéficas:

Família dos pinheiros e tuias, palmáceas e arecas, flores de todas as cores.

As plantas com espinhos e que dão idéia de aspereza ou tristeza devem ser evitadas principalmente nas áreas dos amigos, filhos, família e relacionamentos.

Dentro de casa se recomenda orquídeas, filodendro, raphis, árvore da felicidade (macho e fêmea), plantas com boa aparência em geral.

Casas com jardins:

A escolha de plantas, o crescimento delas, a forma que elas vão tomando é importante acompanhar.

As espécies escolhidas devem ser calculadas em seu esplendor e maturidade, porque pode alterar em muito a energia que circunda a casa conforme vão crescendo.

Não esquecer que elas são elementos que mais proporcionam energia benéfica, ajudando a criar excelente Feng Shui.

Plantas bem colocadas dentro e fora de casa proporcionam beleza, proteção e alta qualidade de energia positiva.

Alguns cuidados:

- Retirar periodicamente os galhos e as folhas secas.
- Manter através de podas, se necessário, as plantas com formas harmônicas e agradáveis de serem vistas.

- Não plante espécies de médio a grande porte muito perto das paredes da casa. Essas plantas podem dificultar a entrada do Sol.
- Árvores de grande porte só são aconselhadas no fundo do terreno (a pelo menos 4 metros do fundo da casa ou nas laterais, se o terreno permitir uma distância em torno de 4 metros no mínimo). Não podemos esquecer que árvores assim podem ameaçar a casa em uma tempestade.
- As raízes também devem estar a distância razoável para não ameaçar os alicerces da casa.
- Já arbustos, tuias ou árvores que se mantêm através de poda a altura inferior do telhado, são muito bem-vindas. Procurar escolher com atenção as espécies mais apropriadas segundo a região, o clima e a ativação da área do Baguá.
- Na frente do portão ou da porta da casa, devem ser plantadas de forma a não obstruir a entrada. Também não devem ultrapassar o telhado para não estarem impedindo o sol e a luz do dia de banhar a casa.
- As espécies mais indicadas segundo o Feng Shui são aquelas que permanecem o maior tempo durante o ano floridas e se possível, sem perda total de folhas em nenhuma época do ano.
- Árvores com galhos secos transmitem tristeza. Se quisermos manter árvores que ficam sem folhas boa parte do ano podemos plantar ao lado um hibisco, por exemplo, ou outra planta que se mantém viçosa para quebrar o visual de tristeza.
- O outono e o inverno estão associados aos períodos difíceis, ao frio, portanto flores coloridas e alegres equilibram esse quadro.

Como já dissemos anteriormente, existem vários enfoques na implantação do Feng Shui:

1. A análise estrutural, física e sua interpretação através da colocação do Baguá.
2. Colocação da bússola no centro do imóvel para obtenção dos trigramas e a melhor forma de ativá-los através da decoração (serão analisados na Parte III).
3. A forma como o local está decorado e quais as alterações indicadas para que se estabeleça o equilíbrio.
4. Adequação da decoração à/às pessoas que utilizam o espaço.
5. Aplicação da Perspectiva dos Cinco Elementos e obtenção do equilíbrio deles na decoração.
6. Aplicação da Perspectiva dos Cinco Animais.
7. A análise de como as cores e as plantas estão interagindo no local.

Aplicando o Baguá (ver figura na página 65):

O **Feng Shui** pode ser tão exato quanto qualquer sistema matemático que exija medidas precisas, mas exige também ampla visão e bom senso de quem o utiliza: é uma arte que requer julgamento, intuição e interpretação cuidadosa. Sem esses requisitos pode resvalar para o perigoso terreno da superstição e do fanatismo.

Quando através da aplicação do Baguá na planta da residência criamos simetria e equilíbrio dentro de nossos ambientes damos um novo rumo às nossas vidas. Colocamos a intenção e nos harmonizamos com as forças naturais que regem a vida e portanto damos um passo importante na conquista de sentimentos como realização interna, liberdade e autoconhecimento.

Através dessa técnica nos tornamos conscientes das áreas do Baguá e da sua influência em nossa vida. Um local harmonizado através da presença dos Cinco Elementos – Fogo, Terra, Metal, Água e Madeira emite um campo de energia estável e que propicia as melhores condições para que a vida se desenvolva em toda sua plenitude. A beleza que se consegue através desse processo é uma beleza acolhedora, que repele as energias não condizentes com esse estado.

Um bom Feng Shui é obtido através da aplicação do Baguá sobre a planta do imóvel que define as áreas correspondentes e dos ajustes para que o equilíbrio se estabeleça através da aplicação das perspectivas que nos trazem os trigramas, a teoria dos Cinco Elementos, dos Cinco Animais, das cores e, também da beleza.

O Baguá define as áreas que possuem circulação instável e que afetam negativamente os usuários e que portanto precisam ser "trabalhadas" para que gerem estabilidade.

A finalidade do alinhamento de formas proporcionado pelo Baguá é equalizar o que estiver em desalinho, porque a simetria nas formas é sentida pelo ser humano como segurança, estabilidade e beleza.

Este processo de alinhamento energético, feito com seriedade e competência trará resultados evidentes.

As áreas que faltam no Baguá podem ser preenchidas com construções, árvores, luzes, vasos, estátuas etc. Devemos sempre levar em conta que as soluções devem ter as devidas proporções em relação ao espaço faltante para que o equilíbrio se estabeleça e surta os efeitos desejados.

Quando isso não é possível por falta de espaço externo (muito comum em apartamentos), o procedimento é simbólico, tornando-nos conscientes das áreas faltantes.

Podemos aplicar o Baguá no terreno (no caso de casa com jardim), na própria casa e em cada cômodo.

O mais importante é o imóvel em si, depois o terreno em que ele está localizado.

A partir da parede da entrada oficial (a que está designada assim na planta arquitetônica) colocamos o Baguá dividindo por três cada lado do imóvel e então juntamos esses traços formando a figura do mesmo.

Encontrado o centro, traçamos um círculo com abertura do compasso igual à metade do menor lado do Baguá.

Colocamos a bússola no centro encontrado, determinando o Norte.

Colocamos a figura do Baguá de acordo com o Norte e assim identificamos os trigramas, inclusive o correspondente à porta de entrada do imóvel.

Não esquecer de verificar se a bússola não está recebendo interferências de campo magnético próximo, desviando o Norte correto. Neste caso, apontar o braço direto para o local onde nasce o Sol: o braço esquerdo revelará o Oeste, o Norte estará à sua frente e o Sul às suas costas.

Feng Shui no jardim:

No terreno, para analisar a forma do mesmo:

A partir da parede da entrada oficial (a que está designada assim na planta baixa) colocamos o Baguá dividindo por três cada lado do terreno e então juntamos esses traços formando a figura do Baguá.

Este procedimento auxiliará para marcar o centro do terreno, verificar possíveis áreas de acréscimos ou faltantes e projetar o paisagismo levando em conta as várias Perspectivas. Porém, normalmente, as direções cardeais a serem levadas em conta serão as que foram obtidas a partir do centro da construção principal.

Interpretação do Baguá:

Verificar cada área, a que elemento e a que trigrama corresponde e verificar o que se pode fazer para deixá-la o mais possível de acordo com o que se deseja daquela área em nossa vida.

Feng Shui Lógico – Baguá para o Hemisfério Sul

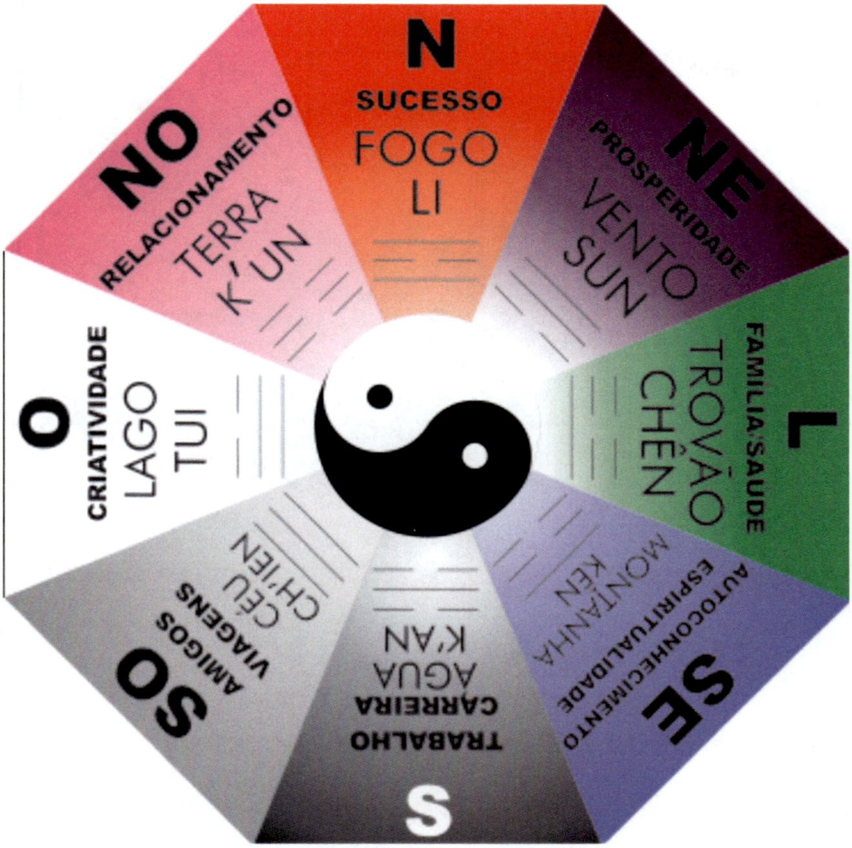

Exemplo de colocação de Baguá segundo a Perspectiva da Forma

1. Análise:
   Acréscimos: são considerados acréscimos quando a medida da área for até 1/3 menor que a metade do total da medida a que pertence o lado do imóvel. Dependendo de como estiver o estado geral desse acréscimo e sua decoração, poderá ser considerado um sinal benéfico.
2. Áreas faltantes: quando a área que falta na forma é igual à metade (ou aproximadamente à metade) do restante do lado a que pertence.
   Na figura 1, temos área faltante a Noroeste, que corresponde ao trigrama K'un / Relacionamentos, no Hemisfério Sul.
   Na figura 2, áreas faltantes à Sudeste e à NE (não significativa), que corresponde ao trigrama Kên e Sun, respectivamente.

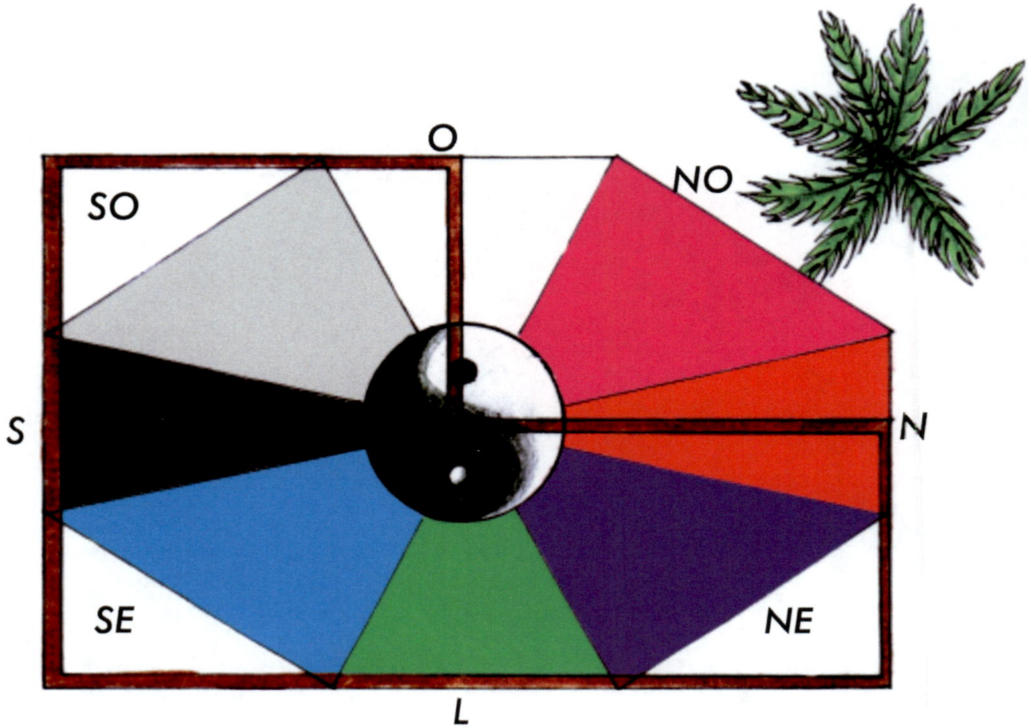

Figura 1: Área Faltante a Noroeste

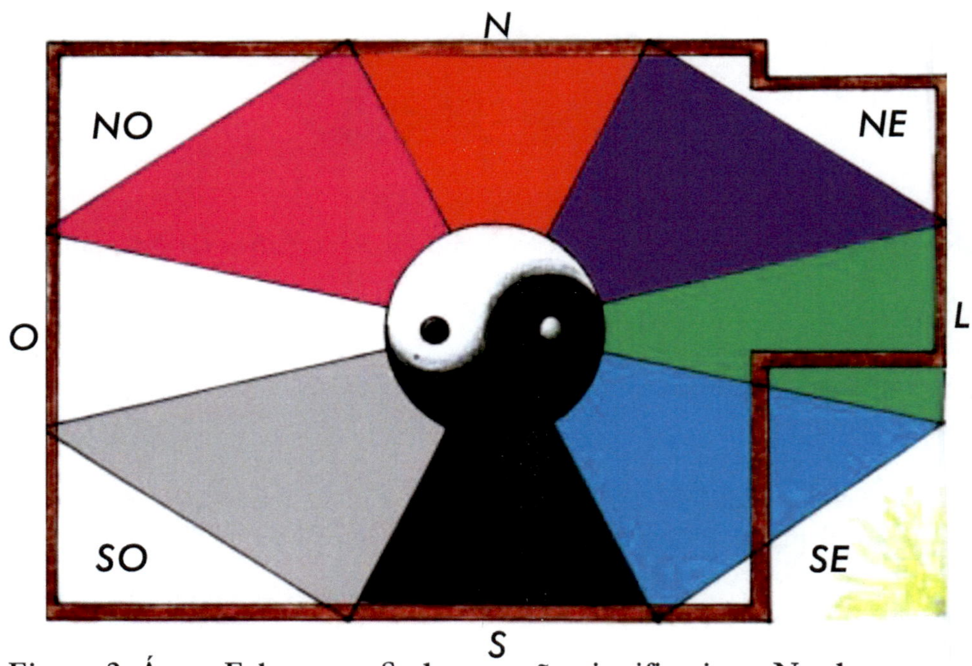

Figura 2: Áreas Faltantes a Sudeste e não significativa a Nordeste

Às vezes é preciso julgar subjetivamente, porque as formas não estão bem definidas. O importante é equalizá-las para que gerem energias estáveis. Isso pode ser feito através de vasos com plantas, luzes, etc.

Não esquecer das leis da proporção para que o efeito seja eficaz.

O centro do Baguá

É de extrema importância: a estabilidade da energia é gerada ali. Se houver escadas, banheiros, cozinha, locais onde a atividade é constante, é preciso introduzir o elemento Terra e usar as "curas ambientais", explicadas mais adiante, nos tópicos Reguladores de Energia e os Cinco Elementos.

Encontrando os Trigramas:

Para definir os trigramas a bússola é colocada no centro do imóvel.

Pode não coincidir a forma conseguida pela colocação do Baguá com as direções cardeais. Na verdade, são duas avaliações distintas, podendo até serem feitas separadamente.

Os trigramas são fonte inesgotável de autoconhecimento e autodesenvolvimento. Através deles tomamos consciência da necessidade de todas as suas orientações para percebermos e vivenciarmos essas áreas em nossa vida. A reflexão nos conceitos desenvolvidos nos trigramas expandem nossa consciência e nossa visão de mundo se amplia.

São eles:

- Chên (Trovão) = Família/Saúde;
- Sun (Vento) = Prosperidade/Abundância;
- Li (Fogo) = Sucesso/Reconhecimento;
- K'un (Terra) = Relacionamentos;
- Tui (Lago) = Criatividade/Filhos Menores;
- Ch'ien (Céu) = Pessoas que Ajudam/ Viagens;
- K'an (Água) = Trabalho/Carreira; e
- Kên (Montanha) = Autoconhecimento/Espiritualidade.

A beleza e o ânimo trazidos pelos Cinco Elementos presentes em harmonia nos acalmam e nos auxiliam a sentir a disposição e a motivação necessárias para vivermos com maior qualidade de vida.

Aplicando dessa forma o Baguá estaremos recebendo as energias benéficas coerentes com as propriedades dos trigramas, e usufruindo das forças da natureza favoráveis a essas características.

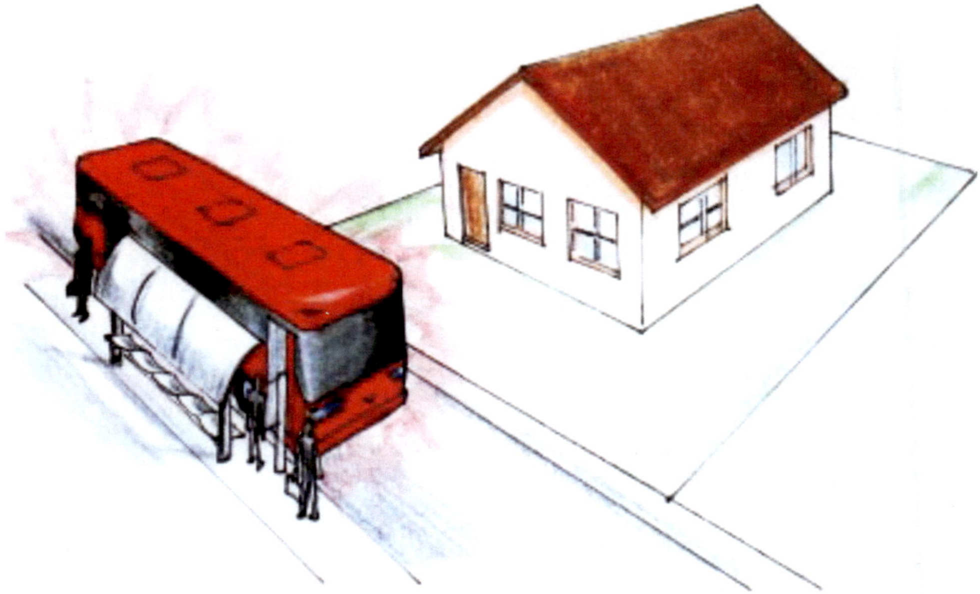

Casa em frente a ponto de ônibus:
Instabilidade gerada pelo vaivém do ponto de ônibus.

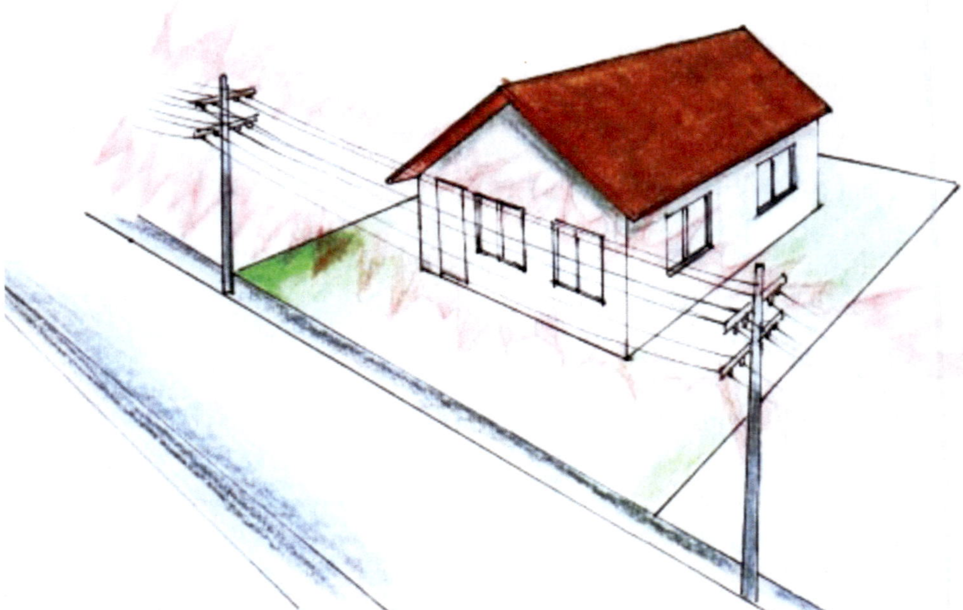

Casa recebendo energia elétrica em excesso. Plantas de porte, porém mantidas através de podas abaixo do telhado (para não prejudicar o Sol sobre a casa) podem minimizar o problema.

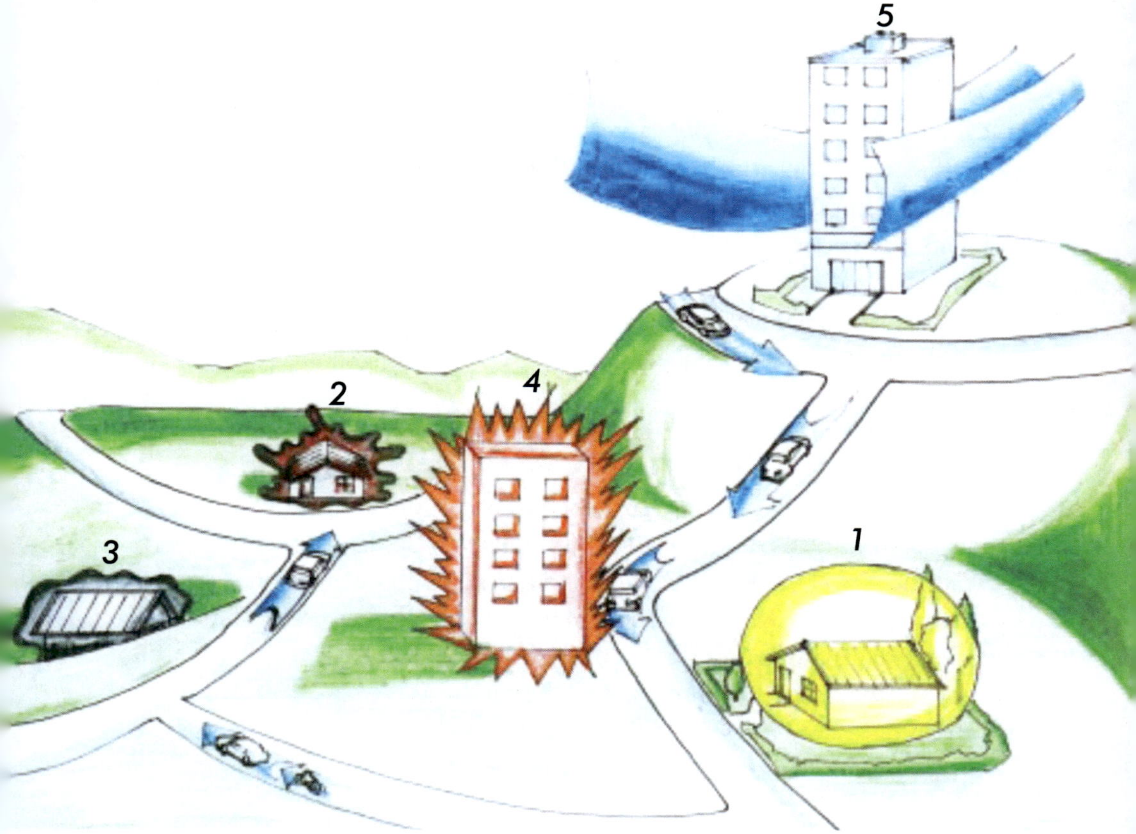

Os melhores terrenos são levemente ondulados, no mesmo nível da rua e com leve aclive no final do mesmo.

Um entorno que ofereça proteção contra ventos fortes, como uma montanha ou prédio razoavelmente distante faz com que a energia benéfica se acumule, não se disperse rapidamente. Este é um ponto positivo. Uma análise mais completa depende de outras perspectivas de visão em relação à vizinhança e ao imóvel.

1. Campo emitido por uma casa em boa situação de localização e harmonizada.
2. Casa alvo, em rua em forma de T. A situação é agravada quando existe tráfego intenso de veículos.
   A solução pode ser um muro ou cerca viva com plantas, usado com função de "escudo". As soluções sempre devem levar em conta a beleza e a alegria.
3. Casa situada abaixo do nível da rua, exposta a problemas sérios quando chove muito. O nível da casa também não favorece o acúmulo de energia saudável, prejudicando os moradores.
4. Localização desfavorável do prédio, com a rua descendo abruptamente em direção a ele. Os apartamentos do fundo são menos afetados em relação a este problema.
5. Edifício isolado, sem proteção contra ventos e recebendo todo o impacto das intempéries.

XV - Decoração personalizada segundo a técnica Feng Shui Lógico

Esta análise independe da personalidade dos moradores, é eminentemente técnica, e diz respeito à terapia da parte física, estrutural.

Utilizando as leis do equilíbrio ambiental teremos várias perspectivas para analisar as circunstâncias do imóvel:

1. A análise da forma da casa e as curas ambientais para que emita harmonia e equilíbrio para os residentes:
   - Qual a forma do imóvel? Em relação à figura octogonal, tem áreas faltantes? É uma forma harmônica? Se não, quais as atitudes para se estabelecer a harmonia da Forma?

2. O centro da residência, sua relação com a qualidade de energia gerada e suas possíveis curas:
   - O centro é um lugar que favorece a emanação de energia estável, isto é, faz parte de um local tranqüilo como um quarto, sala de estar, etc.?
   - Ou se localiza em um corredor, ou banheiro, cozinha, escada ou possui lareira? Se sim, como neutralizar ou minimizar os efeitos dessa energia de instabilidade, dada as atividades que acontecem nesses locais?

3. As formas de se conseguir a melhor circulação interna:
   - Através da análise da posição das portas e janelas, corredores, banheiros, etc., verificar o fluxo de energia e equilibrá-la quando necessário através das técnicas que serão estudadas adiante.

4. As cores mais favoráveis para cada ambiente:
   - Indicar as cores mais favoráveis segundo as atividades a que o local se destina, segundo a posição dos trigramas e adequá-las às pessoas que irão utilizar segundo suas necessidades.

5. Os locais que precisam da vida das plantas para auxiliar na qualidade de energia dos ambientes e as plantas mais indicadas em cada caso.

6. O melhor tipo de decoração levando-se em conta os objetos escolhidos e os quadros. Os locais indicados para os quadros e a melhor forma de colocá-los.

7. Os pontos de luz necessários para que a casa esteja protegida e ativada pela energia luminosa.

8. Os quartos de dormir: o que se deve levar em consideração na hora de decorá-los.

9. Compreende também orientações sobre Limpeza de Espaço através de óleos essenciais e ervas aromáticas indicadas segundo sua natureza para que a residência tenha sempre uma atmosfera leve e suave.

A manutenção da técnica Feng Shui é semelhante aos cuidados que se tem para manter um belo jardim. Sempre que a família ou a empresa estiver passando por alterações importantes é aconselhável uma nova avaliação dos ambientes.

O que circunda a casa, inclusive os jardins, também é trabalhado de forma a gerar o máximo de proteção e qualidade de energia, propiciando maior bem-estar.

É importante:

- Avaliar tudo que temos em nossos ambientes, inclusive dentro de armários, gavetas. Procurar retirar as coisas inúteis e as coisas que não nos trazem boas recordações ou que simplesmente não gostamos.
- Aplicar o projeto de harmonização tomando consciência do significado que as coisas têm para nós e do que queremos atrair para nossas vidas.

Resumindo,

Passos para harmonizar e personalizar nossas casas:

1º. Alinhamento através da aplicação do Baguá – Ver os desenhos explicativos.
2º. Avaliação do que se tem no espaço.
3º. Forma estrutural e Curas.
4º. Posição dos móveis.
5º. Distribuição das plantas no local.

Considerações sobre a análise da energia

Quando analisamos um local, levamos em conta a beleza, o clima, a topografia circundante, o que cerca o imóvel. Tudo é importante, embora alguns aspectos influam menos que outros.

A circulação suave e benéfica em geral é definida assim:

Na figura 3, a corrente se suaviza e "alimenta" o cômodo, sendo um local agradável para se estar em termos de quantidade e qualidade de ar. Claro que há outros fatores que influenciam, como o estado geral do cômodo e o que o compõe.

Na figura 4, a circulação não alimenta o ambiente: o cômodo não oferece qualidade e quantidade energética suficientes porque a energia não é retida no ambiente.

Porém, há outros fatores que determinarão se isso é correto:

- Há circulação normal, ou o cômodo está localizado em terreno com declive, entrando pouco ar?
- Ou, ao contrário, tem forte corrente por estar bem acima do nível da rua, em um edifício que não tem proteção contra ventos em seu entorno?

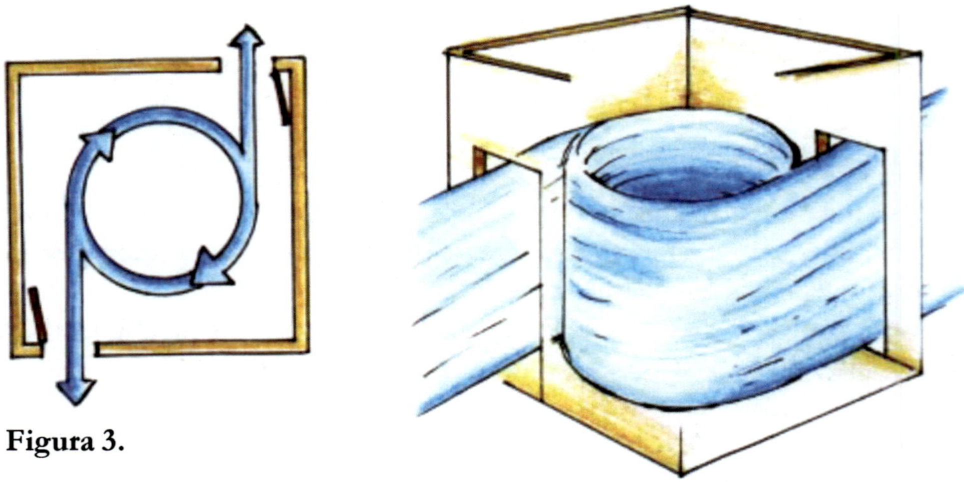

Figura 3.

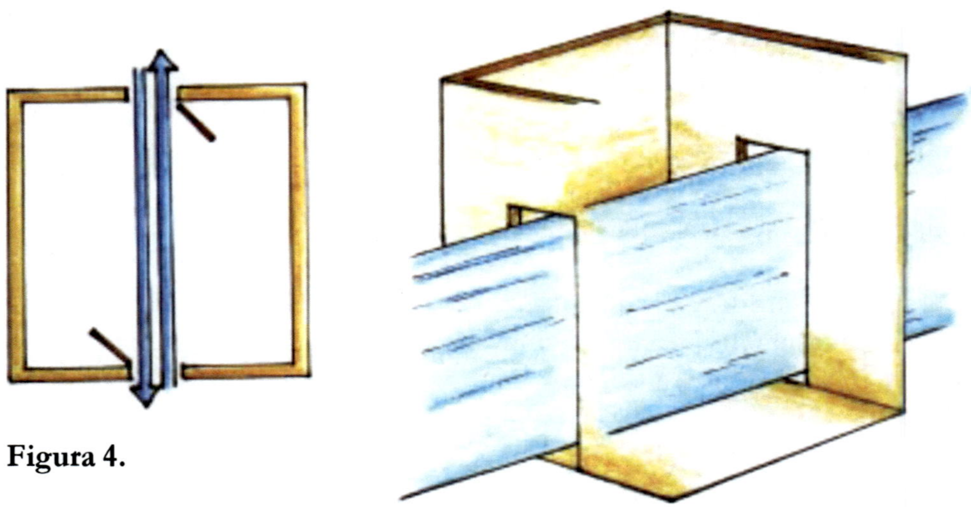

Figura 4.

A solução, se houver corrente, é simples: persiana ou cortina e ajustar a abertura da janela para não formar a corrente.

A circulação da energia é resultado da relação entre:

- Portas
- Janelas
- Vigas
- Colunas
- Altura dos tetos
- Telhados

- Tipos de revestimentos
- Tipo de piso
- Existência ou não de tapetes e o estado e aparência destes
- Excesso ou falta de móveis
- Posição dos móveis
- Aspecto geral do imóvel
- Excesso ou falta de plantas e o estado delas
- Existência de vazamentos, infiltrações, mofo, fios expostos
- Bocais de luz sem lâmpadas e/ou luminárias
- Excesso ou falta de luz nos ambientes
- Cores
- Quadros

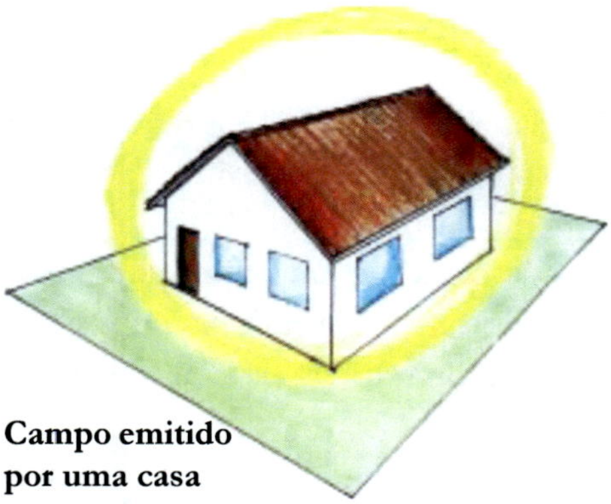

Campo emitido por uma casa harmonizada.

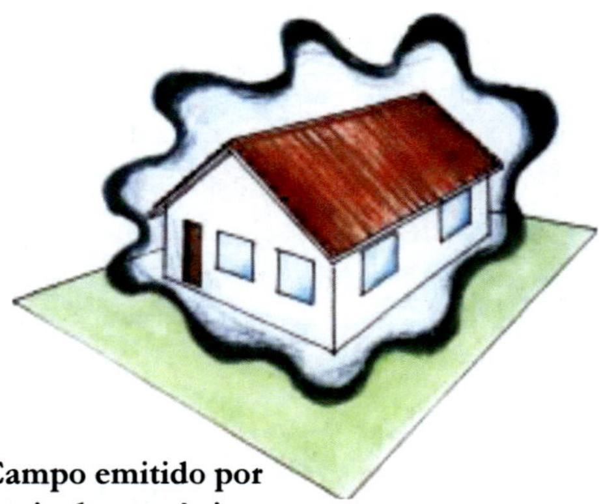

Campo emitido por residência desarmônica.

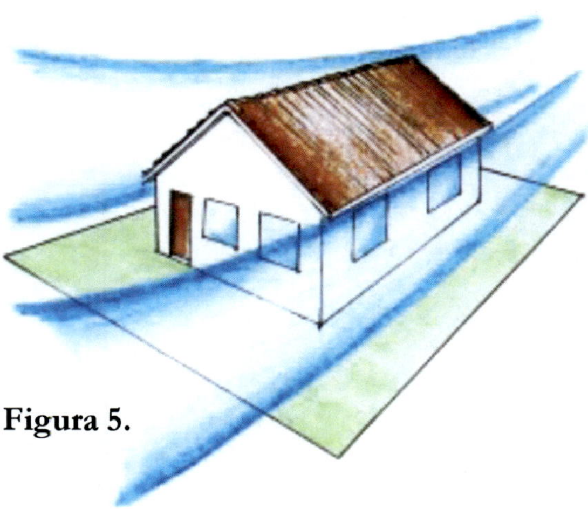

Casa açoitada por ventos, impedindo a instalação de campos estáveis de energia.
A cura pode ser simples: cercas vivas de plantas resistentes ao vento podem suavizar o problema.

Figura 5.

Aspectos muito importantes:

- O estado geral do imóvel: pintura, conservação e manutenção.
- A forma como o imóvel é banhado pela luz solar. Ambientes com excesso de luz precisam de cortinas ou persianas para dosar essa claridade. Ambientes com pouca ou nenhuma luz natural precisam de cor luminosa, clara nas paredes e, conforme o local desse ambiente, uma luz de baixa potência acesa 24 horas.
- Corredores internos mal iluminados normalmente precisam desse procedimento, que melhora muito a qualidade de energia geral do imóvel.
- Ambientes que são pouco ou nada utilizados geram uma energia excessivamente yin, prejudicando o restante da moradia. Programar deixá-lo aconchegante e desenvolver alguma atividade no local, como ler um livro etc.
- Observar se há correntes de vento que penetram e como suavizar ou sanar esse problema. Rajadas de vento nos deixam intranqüilos, e alguns de nós somos muito suscetíveis a isso, podendo alterar consideravelmente nosso estado de espírito.
- Algumas soluções: não deixar portas e/ou janelas escancaradas. Dosar a abertura das mesmas. Colocar sinos de bambu com som agradável em varandas onde venta muito. Essa atitude dispersa o som do vento forte, gerador de sentimentos de intranqüilidade. O local indicado para a colocação do sino normalmente é no centro de uma abertura (janela ou porta) ou no centro geométrico do espaço.
- Árvores sempre verdes são preferíveis às que perdem todas as folhas durante um período do ano.
- Evitar plantas com espinhos ou folhas espinhosas próximas de ruas ou entradas: dão idéia de aspereza, porque podem machucar.
- Árvores e plantas perto de janelas devem inspirar beleza. Se bloquearem uma vista agradável são prejudiciais.
- Através das janelas devemos ter aspectos belos de serem vistos. Se não for possível, minimizar a visão mantendo uma leve cortina na janela.

Percebendo tudo que nos cerca:

– Como reagimos ao que temos ao nosso redor? Os objetos, os móveis, as fotos, as plantas, os tapetes, as cores...

– Qual nossa reação diante dessas coisas?

Vamos por partes:

Quadros não são meros objetos decorativos, na realidade transmitem muitas coisas através de:

- o estado da moldura;

• as cores que o compõem: cores escuras demais podem deprimir nosso ânimo;
• os motivos: o que esse quadro quer dizer? Ele é uma fonte de otimismo?

As naturezas humanas diferem muito, há quadros neutros, sem grande valor simbólico e tudo deve ser levado em conta. No entanto, porque desperdiçar tão importante estímulo visual, como um quadro bem colocado e que nos motive positivamente?

> *Conforme aumenta nosso grau de sensibilidade e percepção mais nos tornamos donos das circunstâncias que nos cercam, inclusive alterando a decoração de forma benéfica para nós.*

Portanto, o primeiro passo para harmonizar nossos ambientes é avaliar com bom senso e discernimento, inclusive determinando o que pode ser mudado ou não.

Instalar harmonia é um processo que exige tato e paciência, e sem deixar de fazer o que está ao nosso alcance o mais rápido possível, porém sem ansiedade: seria como *apressar-se devagar...*

O Feng Shui é um instrumento que bem utilizado pode nos ajudar em nosso processo de autoconhecimento e fortalecer nossa liberdade interna.

A energia pessoal é outro foco de estudo de que o Feng Shui se utiliza.

Compreendendo nossa natureza e das pessoas que nos cercam é mais fácil atingir o respeito mútuo. Mais adiante, em Harmonia Pessoal veremos este assunto.

Como já dissemos, **Feng Shui** é considerado a **acupuntura** da casa, uma terapia ambiental que neutraliza os pontos problemáticos e ativa pontos de equilíbrio e reforça assim nossa conexão com a energia cósmica vital.

Como podemos estimular a circulação benéfica e saudável:

Várias medidas simples melhoram consideravelmente a energia de uma residência ou local de trabalho:

• Procurar manter a circulação nos cômodos o mais livre possível: poder caminhar livremente, sem nada que nos limite é muito importante.
• Plantar árvores que balancem com o vento, como bambus de jardim. Em varandas de prédios de apartamentos podemos colocar jardineiras com plantas de médio porte (arecas, raphis, tuias, bambus, etc.), que irão aumentar consideravelmente a quantidade de energia além de ser um excelente visual.

- Ter plantas saudáveis e bem colocadas dentro de casa.
- Sons harmônicos, alegres e/ou suaves, sons de água, sinos de bambu e sinos dos ventos com som agradável dispersam energias nocivas, desagradáveis.
- Prismas que refletem o espectro solar, cristais que reverberam em contato com a luz (natural ou não) também auxiliam a melhorar o padrão de energia em áreas problemáticas.
- Quadros alegres e bem colocados.
- Fontes internas ou externas. Cuidado para que o barulho do motor não seja mais alto que o da água, agindo de forma contrária ao que se deseja, isto é, desarmonizando o local.

Criando entradas convidativas:

Nossa primeira impressão é muito importante: ao entrar em nossa casa devemos sentir que ela nos convida através de objetos bonitos e alegres, como capacho em tons acolhedores, sino de vento delicado na porta de entrada e boa iluminação. Deixar uma luz com fotocélula na entrada é uma boa medida.

Planta de aspecto receptivo também é importante. Plantas com espinhos, que tenham pontas que machucam ou formas agressivas devem ser evitadas nas entradas.

Algumas regras básicas e dicas:

1. Objetos quebrados que não podem ser restaurados ou aparelhos que não têm conserto representam um espaço mal ocupado.
   Portanto,
   – Objetos quebrados devem ser restaurados, doados ou jogados fora.
2. Pela mesma razão, jornais velhos em grande quantidade não devem ser mantidos dentro de casa.
3. Ambientes com muitos objetos e estátuas podem causar obstáculos para a circulação do ar nos ambientes.
4. Lixos devem ser eliminados com freqüência. Manter as lixeiras sempre fechadas: o odor daquilo que é jogado fora ou mesmo a visão não é agradável.
5. Ralos devem ser tampados, impedindo a entrada de insetos e mau cheiro.
6. A porta do banheiro e do vaso sanitário também, pelo mesmo motivo anterior.
   No entanto, há casas que necessitam da luz que vem do sanitário.
   Neste caso, uma pequena bola de cristal facetado no centro do batente pode funcionar como divisora de ambientes, além de o banheiro estar com a aparência a melhor possível, é óbvio.
7. Estar sempre atento para a visão o mais agradável possível dos cômodos.

8. Um Baguá colocado acima da porta da entrada, no centro, funciona como um filtro de energias: esta atitude se baseia no fato de o ser humano sentir-se seguro ao utilizar símbolos que dão idéia de proteção. Além da intenção de quem coloca o Baguá, que é de trazer a harmonia para o local.
9. Móveis sem pontas são mais indicados que os pontiagudos. Móveis com pontas podem machucar quando esbarramos neles, e a energia gerada pela ponta, que lembra uma flecha, não é aconchegante.
10. Móveis de madeira escura dão a impressão de diminuir o espaço, precisam de lugares amplos. Em ambientes pequenos, prefira móveis claros.
11. Evite excesso de móveis, a má circulação nos ambientes muitas vezes pode ser causada por um móvel que pode ser retirado, sem causar transtornos.
12. É muito importante estabelecer linhas de referência para colocar objetos e quadros (altura abaixo do batente da porta, um pouco acima da altura dos olhos para pessoas de estatura média) porque a má colocação deixa o ambiente com um ar desorganizado.
    Levar em consideração o formato dos quadros para criar harmonia visual.
13. Objetos pesados e de boa aparência como vasos com plantas e/ou esculturas dão sensação de estabilidade aos ambientes.
14. As paisagens campestres, de montanhas ou marinhas transmitem profundidade (mesmo as estilizadas). São ótimas para serem colocadas na frente de uma mesa de trabalho que está voltada para paredes ou divisórias.
15. Quadros abstratos precisam ter formas harmônicas (as melhores são circulares ou semicirculares) e cores em harmonia.
16. O quarto de dormir é o principal cômodo para a harmonização pessoal. É importante manter sua privacidade, não permita que seja devassado.

"Tanto no trabalho, quanto em casa, é importante considerar que qualquer arrumação que *remova barreiras é significativa.*" Interessante notar que essa frase foi retirada do livro Decifrar Pessoas, de Dimitrius Jo-Ellan/Mazzarella, Mark-Ed. Alegro, e não de um tratado de Feng Shui.

Vamos estudar agora as seguintes Perspectivas:

1. Os reguladores de energia.
2. As Formas Estruturais.
3. O padrão de energia desejável para cada ambiente.
4. A Perspectiva dos Cinco Elementos.
5. A Perspectiva dos Cinco Animais.
6. A Perspectiva das Cores.

7. A melhor colocação dos móveis e luminárias.
8. O motivo dos quadros e objetos de decoração.
9. O melhor local para as plantas e as espécies mais indicadas.
10. Aromas e Cristais.

XVI - Reguladores de energia – Procedendo aos ajustes

Espelhos

Corrigem vários problemas ampliando espaços, intensificando a luz existente, trazendo paisagens para dentro dos ambientes. Costumam solucionar vários problemas. Espelhos estimulam e fazem circular a energia.

Quando colocamos um espelho devemos observar o que esse espelho vai refletir: muitas vezes ele pode não estar sendo um fator de harmonia. Se ele refletir imagens desagradáveis, ele apenas está duplicando algo não harmônico.

Em banheiros, podemos colocar objetos decorativos ou plantas que sejam refletidos no espelho, alegrando o espaço.

O espelho, enquanto superfície que reflete, é o suporte de um simbolismo extremamente rico dentro da ordem do conhecimento.

A utilização taoísta é bastante especial: revelando a natureza real das influências maléficas, ele as afasta, e protege contra tais influências. Você já experimentou olhar-se em um espelho quando está muito irritado ou nervoso? Estranhamos tanto nossa expressão que instantaneamente nos acalmamos, por isso que se diz que o espelho afasta o mal.

A função do espelho em decoração é ampliar o espaço e aumentar a beleza do local.

Devem ser de excelente qualidade, se possível de cristal e estar em ótimo estado de conservação.

A altura de sua colocação é importante: refletir a cabeça da pessoa mais alta que mora no local. Quando o espelho é colocado abaixo da altura da cabeça temos que nos inclinar para nos ver, podendo até criar um problema de postura, principalmente para adolescentes que crescem e às vezes esquecem de ajustar o espelho à nova altura.

Ver apenas pedaços de nosso corpo também não é agradável. Mosaicos com espelhos em tiras não são aconselháveis porque distorcem a realidade.

Em um quarto de dormir devemos evitar espelhos que nos reflitam dormindo. Nesse caso constatei a melhoria na qualidade de sono de pessoas que tinham essa situação e alteraram o local do espelho.

Iluminação

É uma potente forma de equilibrar e alterar um ambiente. Todas as formas são positivas. Evitar ambientes excessivamente escuros, com luzes muito fracas; alternar com luzes fortes. Não deixar cantos escuros, procurar trazer a energia luminosa para preenchê-los.

Cristais

Prismas que refletem o espectro solar, cristais que reverberam em contato com a luz (natural ou não) também auxiliam a melhorar o padrão de energia em áreas problemáticas. Os prismas precisam receber luz solar direta, os cristais podem ser ativados por luz artificial.

Podem ser utilizados como divisores de ambiente.

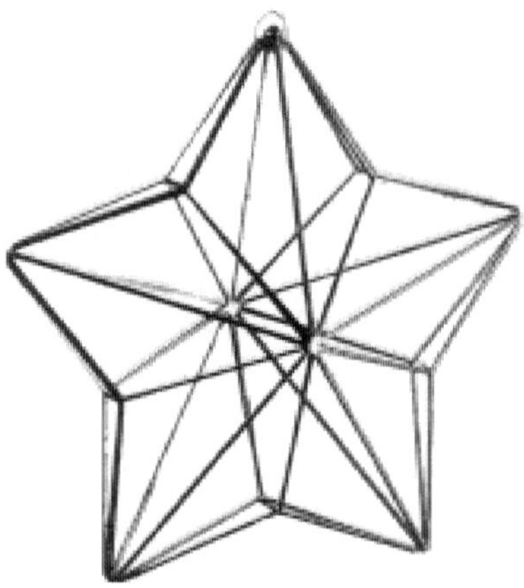

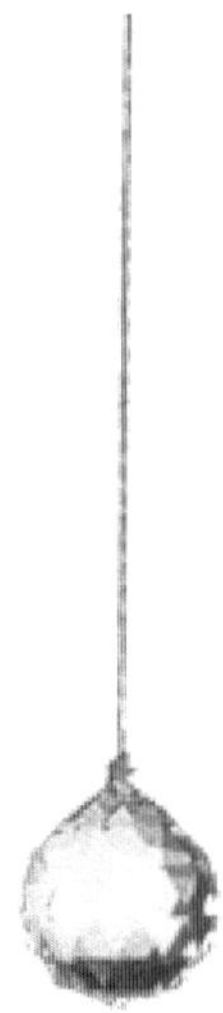

Sinos de vento e harpas de vento

Têm que ter som harmonioso. Os instrumentos musicais também estimulam beneficamente.

Para os chineses, as flautas de bambu têm a virtude de melhorar a vibração de um local.

Sons tibetanos como os dos sinos de bambu para áreas externas são excelentes, porque emitem som que dispersam o uivar dos ventos.

Músicas do tipo Nova Era acalmam o ambiente (suaves, calmas, sons da natureza como oceano, pássaros, rios, etc.).

Coisas vivas que necessitam de cuidados – Plantas, flores, animais.

- Evitar plantas com espinhos ou com folhas pontiagudas nas áreas de relacionamento, família e amigos, determinadas pela aplicação do Baguá, porque estariam em confronto com a significação dos trigramas dessa área. Na entrada também deve ser evitada por não sugerir acolhimento.
- Plantas artificiais, desde que de excelente qualidade, podem ser usadas onde não há luz suficiente, nesse caso atuando apenas pelo visual.

Cristais e rochas

Cristais de rocha em geral, pedras roladas, pedras de rio, conchas, incensos, aromas em geral são estimulantes para um ambiente. Os cristais podem ser colocados em potes redondos de cristal e com 2/3 de água. Limpá-los e deixá-los sob a luz solar periodicamente.

Fontes

As fontes são excelentes para renovar as energias de um espaço. Não esquecer que é muito importante o barulho da água não ser abafado pelo motor. Ligá-la com freqüência. Melhores áreas: Trabalho e Prosperidade.

Objetos de arte têm um forte efeito sobre nossa disposição. Escolher os que são significativos e positivos para nós. Posicioná-los conforme orienta o Baguá.

XVII - Formas estruturais

"A fim de melhorar o ch'i e o destino humanos, o Feng Shui fornece muitas teorias, terapias e técnicas."

Mas, apesar da modernização, o objetivo do Feng Shui continua o mesmo de milhares de anos atrás: "a busca e criação de um lugar mais confortável e harmonioso onde viver e trabalhar". Thomas Lin Yun.[28]

Analisamos as formas externas e internas, identificamos os pontos onde a circulação pode estar em desacordo (lenta ou rápida demais) e procedemos a um projeto de cura ambiental.

A circulação interna pode afetar os moradores de forma positiva ou nociva.

---

[28] Rossbach, Sarah – Feng Shui - Decoração de Interiores – Ediouro.

Centros inconsistentes formados por banheiros (pela presença do vaso sanitário), escadas, elevadores, geram circulação deficiente. Podem ser "tratados", minimizando esses efeitos.

As curas ambientais podem ser físicas, removendo ou sanando o problema ou ativando o elemento regulador através de cores, plantas com vasos proporcionais ao problema etc.

Cada caso precisa ser analisado com critério procurando criar a compensação para o problema apresentado.

Escadas:

Nos "transportam" para outro andar e *independente de estarem ou não no centro do Baguá,* **escadas** *merecem um cuidado especial.*

As mais indicadas para nosso bem-estar são as que possuem patamar e com todos os degraus com largura suficiente em toda a extensão para caber nossos pés, favorecendo nossa sensação de segurança ao subir os degraus.

Como a energia benéfica se conduz de forma suave e consistente, as escadas menos indicadas são a caracol e a vazada, por provocarem uma circulação não controlada, instável.

Antes de se aplicar a "cura" deve-se analisar criteriosamente:

Tipo de escada:

a) Caracol, vazada, dois lances paralelos (sobe e desce), com ou sem patamar.
b) Largura.
c) Número de degraus.

Degraus:

a) Com altura anatômica ou não.
b) Com formatos anatômicos ou não.

"Tratando" as escadas vazadas e caracol:

- A melhor forma, desde que esteticamente possível, é fechar as aberturas entre os degraus.
- Se não for possível, colocar plantas no vão da escada e luz suave. As plantas "acolhem" a energia que circula pelos vãos, estabilizando-a.
- Luz forte no alto da escada também suaviza o problema.

As curas ambientais podem ser físicas, removendo ou sanando o problema ou ativando o elemento regulador através de cores, plantas com vasos proporcionais ao problema etc. Cada caso precisa ser analisado com critério procurando criar a compensação para o problema apresentado.

Algumas situações problemáticas e suas possíveis curas:

- Corredor mal iluminado, escuro: pintar de cor clara, colocar uma luz de baixa potência acesa durante todo o dia.
- Corredor muito longo: decorá-lo com intervalos de 1 a 2 m com pinturas ou objetos decorativos compatíveis com o tamanho do local. Excesso de informação visual também dificulta a circulação benéfica da energia.

É possível mudar a velocidade, a direção ou absorver a energia de um ambiente.

Verificando o fluxo de energia

Há correntes de ar dentro dos ambientes? Essa situação deixa uma sensação de intranqüilidade no ar.

Resolver diminuindo abertura da janela que está causando ou colocar mola na porta que causa essa corrente.

Há locais ou ambientes pouco usados e pouco iluminados?

Fazer a manutenção do local periodicamente. Conforme a situação é preciso tomar algumas atitudes para que não se torne um ponto de energia problemático, sendo gerador de qualidade energética inferior à desejável.

Atenção com porões e sótãos: mantê-los limpos, organizados e o melhor arejados possível.

Vários objetos alteram o fluxo da circulação do ambiente:

- divisória ou objeto pesado
- espelho
- som
- plantas
- velas e incensos
- cores
- lustres e abajur

Em todas as situações nos guiamos pelo aumento da sensação de alegria e beleza, duas coisas imprescindíveis em harmonizações de ambientes.

Vamos analisar algumas situações

Porta de entrada

Os portais de transição – Devemos criar entradas convidativas que sejam divisoras das energias que circulam nas ruas e acesso à nossa residência.

Dentro dessa percepção a acolhida da nossa entrada é muito importante para nós e para quem recebemos.

As cores, a luminosidade, as plantas devem ser coerentes com nossa intenção.

A entrada é a transição entre o ambiente externo e interno e deve ser alegre, convidativa e bem iluminada.

- Se ao entrarmos dermos para uma parede a pouca distância da porta, para anularmos a sensação de obstáculo podemos colocar nessa parede de frente para a porta um espelho ou quadro que transmita profundidade. Se a claridade for muito intensa é melhor optar pelo quadro, que deve ter cores alegres e motivos suaves. O espelho refletiria de forma ofuscante, o que não é agradável.
- Ao chegar em casa, verifique se sua porta de entrada não fica frente a frente com uma porta de fundos ou janela mesmo que distante: essa disposição fará com que a energia que entra saia muito rapidamente, antes de acumular-se ou difundir-se, não "alimentando" a casa, como já explicado anteriormente na forma que a energia circula.

Obs: depende da análise, se existe corrente de ar ou não.

Portas

Quando colocamos objetos atrás das portas, ou móveis, impedindo que abram 90 graus temos uma sensação de desconforto, além do que se estivermos dentro do cômodo e fecharmos a porta, não teremos um visual agradável.

Outra situação mais ou menos comum é porta que não abre 90 graus por ter um móvel impedindo. É uma situação que dá ao ocupante do quarto uma sensação de limitação de espaço, bloqueio. Vale a pena tentar resolver essa circunstância, mesmo sua solução sendo trabalhosa.

- Vãos sem porta em quartos de dormir não criam atmosfera de privacidade. Podemos alterar essa situação colocando um divisor de ambientes simbólico: cortina, um pequeno bandeau ou mesmo um cristal facetado no centro da abertura sem porta.
- As portas devem abrir sem dificuldade, porque devemos tirar os obstáculos que estão ao nosso alcance e facilitar a livre circulação em nosso espaço de forma suave.
- A melhor posição para as janelas não é na mesma linha que a porta do cômodo.

Tetos

Tetos abaixo de 2,70 m não favorecem quantidade de ar suficiente, diminuindo a qualidade de vida dos que ficam por um bom tempo nessa circunstância. Tetos baixos reduzem subconscientemente nossas expectativas perante a vida, faz com que nos sintamos pequenos, desvalorizados: o ser humano precisa de espaço suficiente para viver de forma plena.

A iluminação deve ser abundante, porém permanecer sob luz intensa pode provocar irritabilidade, portanto o local onde fica a luz não deve ser ocupado diretamente.

Também o número excessivo de lâmpadas pode aquecer demais o ambiente, tornando-se desagradável a permanência no local.

As melhores luminárias são as voltadas para o teto, não para as pessoas.

- Tetos inclinados com altura inferior a 2,70 m não devem ser utilizados para colocar cama ou escrivaninha, por exemplo. Podemos desenvolver sensação de opressão nessa situação. Pelo mesmo motivo devemos evitar permanecer embaixo de vigas.
- *Vigas* expostas podem ser muito opressivas para quem senta ou dorme sob elas. As que passam sobre camas, escrivaninhas, fogões ou portas de entrada costumam ser as mais prejudiciais. Levar em conta na análise o tipo de viga e o efeito que ela gera, se há pontas, etc. Bom senso é fundamental, sempre. Em regra geral, evitar permanecer sob viga.

XVIII - Padrão de energia desejável para cada ambiente

Cada ambiente tem uma função e deve ser usado com essa finalidade. O ambiente cria uma atmosfera, fica impregnado pelas energias desprendidas pelas atividades que se realizam nele.

Assim, em um templo o ambiente está propício para a oração, por exemplo.

Quando utilizamos o mesmo ambiente para várias atividades não estamos favorecendo a criação dessa nota, dessa vibração: dessa forma ele não favorece nossa atividade.

Portanto, é importante:

Procurar não inverter as funções de cada ambiente.

No caso de lofts, é conveniente criar separações através de plantas, luzes ou mesmo biombos.

Lembre-se: quando analisamos um ambiente devemos levar em consideração a posição dos móveis, a primeira coisa que vemos ao entrar nele e uma circulação (espaço) agradável entre o mobiliário.

Dormitório

Passamos uma boa parte de nossas vidas restaurando nossas forças através do sono. O quarto de dormir, portanto, é responsável pela qualidade de nossa saúde e também de nossos relacionamentos.

Relacionamentos fortalecedores são resultado de saúde física, emocional e mental e o sono tem um papel importante na obtenção desse estado.

No âmbito pessoal, é o local mais importante para a pessoa, dele dependendo grande parte de sua saúde e estado de espírito. Ele pode favorecer ou dificultar o desenvolvimento das demais atividades que a pessoa exerce.

Portanto os quartos de dormir devem ser locais que convidem ao descanso.

Como decorá-los?

É claro que depende do gosto de cada um, porém é muito importante cor agradável nas paredes. Pela teoria dos Cinco Elementos, as cores e as nuances das cores do elemento madeira ou terra são as mais favoráveis.

- São aconselháveis cores suaves nas paredes.
- A cama se possível posicionada de frente para a porta de entrada do cômodo porém não na mesma direção desta. Por quê? O local diante da porta costuma ser o menos tranqüilo porque está sendo constantemente movimentado pelo vaivém da porta.
- É conveniente direcionar a cabeceira para o Norte, se possível. No caso de incoerência entre essas duas informações, optar pela que nos beneficia mais, isto é, que permite uma melhor circulação no ambiente.
- Móveis que não têm alternativa por falta de espaço e têm que ficar de costas para a porta impedindo nossa visão de ver quem entra – Essa situação é facilmente solucionada pela colocação de um espelho decorativo em frente à porta, permitindo que se veja quem entra quando estivermos deitados ou sentados de costas para a porta.
- Materiais de estudo ou trabalho não favorecem a despreocupação necessária ao repouso, nos mantêm "ligados" nas atividades que eles representam. Há pessoas que dormem bem apesar desse fato, mas se houver dificuldades para dormir é melhor evitar deixá-los ao lado da cabeceira e se houver computador ou aparelhos eletrônicos procurar manter uma distância razoável da cama – (1.20 m no mínimo).
- A eletricidade também não é compatível com descanso e o excesso de fios atrás da cabeceira ou muito perto dela também são prejudiciais.
- No quarto deve-se evitar manter muitos livros de qualquer assunto porque biblioteca não combina com quarto de dormir.
- Como emoções fortes nos acendem e podem fazer com que tenhamos sonhos agitados também não se recomenda livros com histórias trágicas e infelizes antes de dormir.

- Também não é o melhor local para jornais e revistas.
- As camas devem ter cabeceira ou um rolo de espuma entre a cama e a parede porque parede é fria, não é aconchegante. A madeira é o material mais indicado para a cabeceira.
- Não deve ter prateleira ou estante acima da cama (dão sensação de opressão).
- Pelo mesmo motivo o beliche é desaconselhável para uso diário.
- Atenção para quartos de crianças ou adolescentes posicionados distantes dos quartos dos pais, às vezes até mesmo em andares diferentes: costumam gerar neles sentimento de afastamento em relação aos pais e de falta de proteção.
- Não é aconselhável crianças ou adolescentes dormirem no mesmo quarto dos pais, dificultando a formação de sua identidade individual.
- Um quadro que transmita o que é o sentimento do amor para nós retirado de uma imagem da natureza (o oceano, montanhas, árvores, bosques, jardins floridos, pássaros etc.) seria interessante para decorar o local acima da cabeceira ou na frente da cama.
- O sentimento de Liberdade é muito motivador. Colocar pôsters com imagens que evocam liberdade é estimulante. O vôo de um pássaro, por exemplo.
- O trajeto que fazemos de manhã ao acordar para ir ao banheiro e cozinha deve ser pleno de sensações agradáveis criadas pelos quadros que vemos, cores, tecidos que usamos e claridade adequada ao nosso gosto.
- Evite objetos embaixo das camas. Quando a cama tiver gavetas podem ser ocupadas com roupas de cama, toalhas.
- Os sapatos não devem ficar embaixo das camas porque normalmente estão impregnados com o pó da rua.
- Fotos de pessoas que já se foram devem ser mantidas nos álbuns e se possível não dentro do quarto. Também não é o melhor lugar para guardados e lembranças, que podem manter nossa mente no passado. Essa é uma regra geral: *no entanto, sempre o bom senso é fundamental na avaliação de cada caso.*

Regra importante: devemos avaliar os objetos percebendo o padrão de energia que emana deles, retirando aqueles que podem dificultar nossa caminhada evolutiva. Viver o presente trazendo para ele apenas as lembranças que nos dão ânimo, força, alegria e coragem.

Sala de jantar

Possui uma conotação importante por ser o local onde a família se reúne para alimentar-se, ato revestido de significação sagrada para o ser humano, já que garante nossa sobrevivência. Alimentar-se também já foi definido como um ato social e o clima alegre e descontraído é muito importante para que os alimentos cumpram sua função da forma mais benéfica possível.

Alimentar-se na verdade é comungar com a vida através do alimento que a natureza nos fornece.

A hierarquia natural é estimulada no Feng Shui. Assim, por serem as melhores posições, os provedores devem ocupar as cadeiras que têm a melhor visão da porta de entrada da sala. Além de ser justo, pela importância que têm na família, sua autoridade natural é fortalecida. Não é preciso dizer que essa autoridade é para ser exercida com justiça e amor, própria da verdadeira energia familiar e não com prepotência ou arrogância.

Quando exercemos nossa autoridade com sabedoria, o respeito nos vem de forma natural.

- As cadeiras devem ser seguras e em número par.
- Especial atenção deve se dar aos quadros dessa sala: devem ser quadros de cores e motivos alegres que encorajem a conversação agradável e ajudem a compor um ambiente propício a uma boa digestão contribuindo para a saúde dos moradores.
- Decoração alegre e que dê idéia de abundância e cores quentes são aconselháveis nesse ambiente.
- Casais que têm dificuldade no relacionamento devem sentar-se de frente um para o outro ou no mesmo lado da mesa. Essa atitude facilita o estabelecimento de uma relação harmoniosa.
- Não permita que crianças que ainda não têm maturidade para sentar-se à mesa com adultos transtornem esse momento sagrado da alimentação. O prejuízo da saúde é inevitável: é preferível que sejam alimentadas antes, até poder participar da mesa com os adultos.

Sala de estar

Evitar sofás e poltronas de costas para a porta. Quando não for possível pela forma da sala, colocar espelho decorativo de frente para a porta. O controle do ambiente é muito importante para a manutenção de nossa tranqüilidade.

- Os cantos da sala devem ser ocupados com esculturas, vasos, abajur para que a energia circule uniformemente pela sala, como já demonstramos, a energia se concentra no centro dos ambientes, portanto é preciso *"aquecer visualmente"* os cantos dos ambientes.
- Excesso de enfeites dificultam a circulação, procurar equilibrar colocando na medida certa.

Lembre-se:

Evite quadros que transmitam sofrimento. Quadros muito escuros ou antigos costumam ser tristes e podem dar sensação de peso.

A boa circulação compreende cômodos decorados com leveza e cores agradáveis e/ou estimulantes.

Quadros ou objetos devem obedecer ao mesmo padrão de colocação, isto é, respeitando suas diferenças mas proporcionalmente na mesma altura. Uma boa dica é ficar no centro do cômodo e então determinar a altura ideal.

Normalmente abaixo do batente da porta.

XIX - A perspectiva dos Cinco Elementos

Para saber o que usar na decoração da casa de acordo com o Feng Shui, é necessário conhecer as relações entre os elementos e o Baguá. São Cinco Elementos: Fogo, Terra, Metal, Água e Madeira já que o Ar está em todos esses.

Funciona assim: identificamos os elementos mais presentes em um ambiente ou na fachada da casa, introduzimos os que faltam e/ou os que trazem equilíbrio para os já existentes em demasia.

É preciso nos familiarizarmos com suas características para poder identificá-los em um ambiente:

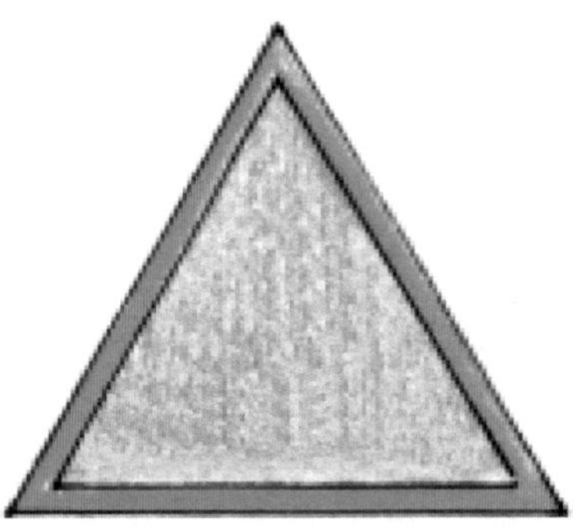

Fogo

É o símbolo da ação, motivação e intelecto.

O fogo aquece, queima, transmuta.

Símbolo das paixões, tanto das que edificam como as que destroem; simboliza também a iluminação do espírito.

O fogo simboliza a purificação pela compreensão até a mais espiritual de suas formas, pela Luz e pela Verdade.

Não nos esqueçamos que o Sol, representante do elemento Fogo, é a maior fonte de energia positiva que existe, sem ele a Vida em nosso planeta não seria possível.

Corresponde ao pleno verão e à Direção Norte no Hemisfério Sul.

O fogo é Yang.

Seu movimento é ascendente, para cima, como a chama.

Sua forma lembra triângulos, ângulos agudos e formas pontiagudas.

As cores do fogo são **vermelho**, dourado e púrpura.

- Todos os objetos feitos pelo homem utilizando o calor ou processos químicos são classificados como elemento Fogo.
- Tudo que ilumina natural ou artificialmente.
- Objetos de origem animal, peles, couros, lãs, a arte representada por figuras de animais, brilho do sol, a luz ou o fogo.
- Pirâmides e cones são representantes do elemento fogo.

Terra

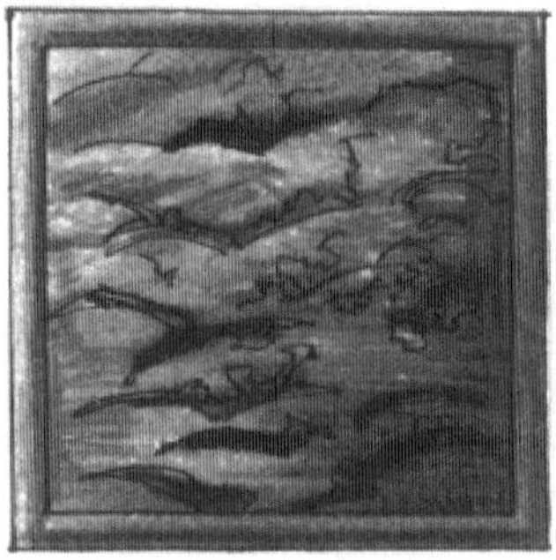

Simboliza o estável, sólido, digno de confiança, seguro.

Terra úmida e quente do verão, firme.

Pertence à polaridade Yin, perfeição passiva que recebe a ação do princípio ativo do Céu, onde se aninha a semente e propicia a geração da vida.

Terra das transformações lentas e profundas.

É dócil, submissa, possui firmeza calma e duradoura. Símbolo da humildade.

Correspondente ao fim do verão e ao centro da Terra.

Seu movimento é horizontal e suas formas o quadrado, o retângulo e as longas superfícies planas.

As cores da terra vão desde o *amarelo*, inspirado na areia, até todos os tons de terra.

A argila, o barro e o concreto são representantes do elemento Terra.

Portanto,

- O tijolo, a argila; objetos de cerâmica ou terracota; arte representando paisagens de deserto, campos.
- Objetos pesados, como vasos e estátuas, representam o elemento Terra.

Metal

Simboliza abundância e sucesso financeiro.

Os metais simbolizam energias cósmicas solidificadas e condensadas.

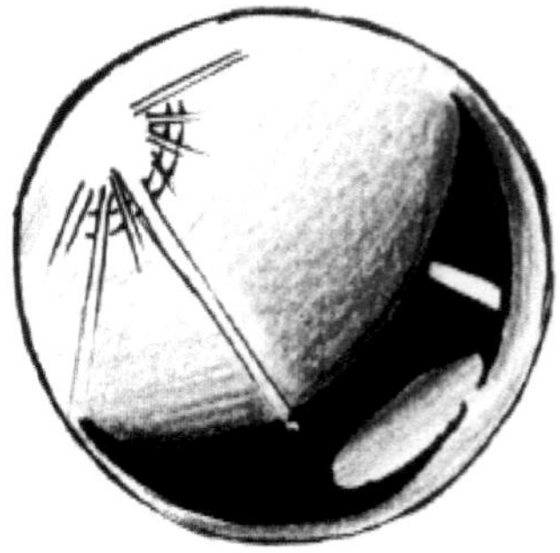

Correspondente ao outono, ao Oeste.

Seu movimento é de condensação, converge para o centro. É a mais densa de todas as energias.

O círculo, arcos e formas ovaladas são formas que representam o elemento Metal e suas cores são o *branco*, o cinza e os tons pastéis.

• Todos os metais, as rochas e pedras; os objetos de metal, cristais naturais pertencem ao elemento Metal.

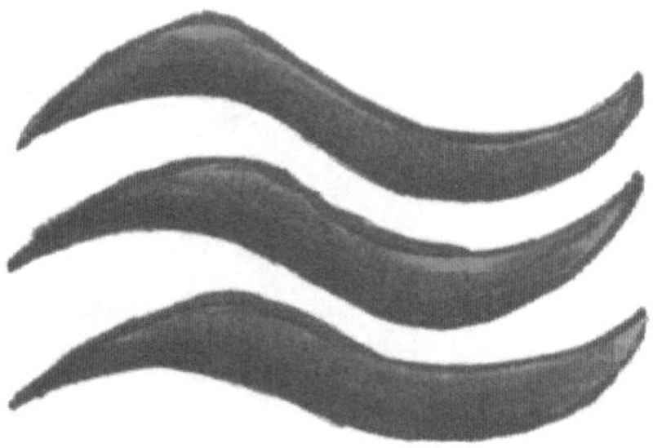

Água

Simboliza comunicação, clareza e transmissão de idéias.

Água dos lagos, calma e profunda; água dos oceanos, misto de mistério e poder; água fria como as noites de inverno; água parada, lodosa, abrigo de vida réptil.

Água rápida das cachoeiras; murmúrio suave das águas de um regato sinuoso que desce a montanha, em um verdadeiro convite à paz.

A água nasce nas montanhas, forma os rios e corre para o mar.

A água reflete como o espelho. Sob a forma do lago convida à reflexão.

Simboliza a purificação do desejo até a mais sublime de suas formas, a bondade.

Correspondente ao inverno e à direção Sul no Hemisfério Sul.

Seu movimento é descendente, para baixo. Sua polaridade é Yin.

Possui formas soltas e assimétricas, forma de gota, além de tomar a forma do recipiente que a contém.

Suas cores são o *preto* e as cores escuras em geral, porque o alto-mar, onde há grande concentração de água, é escuro.

Os materiais que representam o elemento Água são os vidros, espelhos e a própria água.

Madeira

Simboliza crescimento, representa a planta viva e por isso sua cor é o verde.

A matéria-prima, que contém a manifestação da matéria.

É o despertar do Yang e o início da sua ascensão.
A semente, Yin, contém a manifestação – Yang.
A madeira no seu estado latente (semente) necessita de terra, da água e do sol (fogo) para manifestar-se.

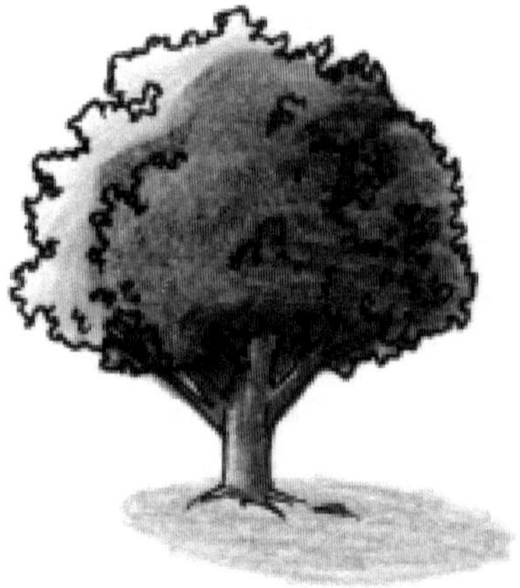

Simbolismo geral: contém uma sabedoria e uma ciência sobre-humanas.

Correspondente à primavera, à direção Leste.

Seu movimento é de expansão, crescimento. A forma que a representa é a cilíndrica, como os troncos das árvores.

Suas cores são azul, o *verde* e o turquesa, mistura do verde com o azul.

O elemento Madeira é encontrado em tudo que é feito de madeira; todas as plantas e flores; tecidos com estampas florais e pinturas, fotos ou gravuras que representem plantas, flores, jardins, florestas, árvores frondosas.

Ciclo de nutrição

Como funciona em um ambiente?

Identificamos os elementos dominantes e introduzimos os elementos de controle para equilibrá-los.

É conveniente ter o elemento que rege o local. Determina-se esse elemento quando colocamos a bússola no centro do imóvel e obtemos a direção cardeal e o trigrama correspondente.

Nesta forma eles se fortificam uns aos outros:
O FOGO cria a TERRA
A TERRA contém o METAL
O METAL transporta ÁGUA
A ÁGUA nutre a MADEIRA
A MADEIRA alimenta o FOGO

CICLO DE CONTROLE
Nesta forma um domina e controla o outro.
A ÁGUA apaga o FOGO
O FOGO derrete o METAL
O METAL corta a MADEIRA
A MADEIRA consome a TERRA
A TERRA barra a ÁGUA

XX - A perspectiva dos Cinco Animais

Destaco nessa Perspectiva os aspectos Fênix e Tartaruga, de grande efeito e eficácia na Decoração de Interiores.

O Centro é o local que mais merece atenção, por significar a estabilidade de um ambiente.

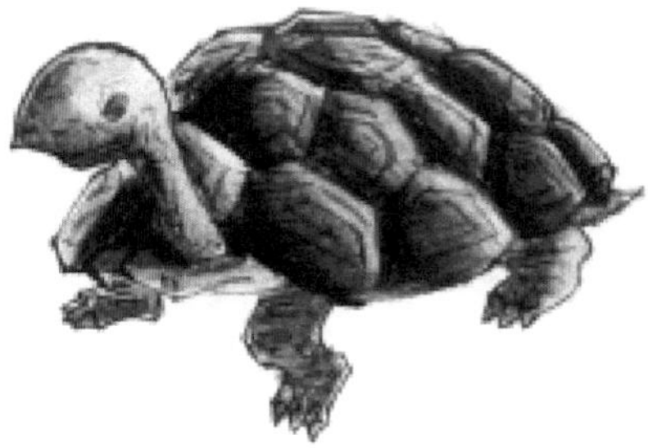

Tartaruga

Estabilidade, segurança.

A Tartaruga nos diz que nossas costas devem estar protegidas para que sintamos sensação de segurança. Na prática ensina que:

- Devemos evitar nos sentar em locais onde nossas costas não estejam protegidas, como de costas para locais de circulação ou para portas que podem se abrir de repente, nos deixando intranqüilos.
- Se não houver jeito para trocar o sofá ou cadeira de lugar, colocar um espelho que reflita o que se passa atrás de nós, tirando nossa inquietação.
- Além disso, estar de frente para o que acontece é estar no controle da situação, que é uma situação mais confortável.

Desenvolvendo sensação de segurança: sentar-se de costas para a parede, cadeiras e sofás com espaldar alto, procurar manter sempre as costas protegidas e aquecidas.

A posição Tartaruga corresponde às costas de um terreno, isto é, ficamos dentro do terreno olhando para a rua: nas nossas costas está essa posição.

Fênix

Ave mitológica que renasce das cinzas, portanto é imortal. Representa nossa capacidade de visão de longo alcance, de ver além das aparências. Com sua grande beleza, traz inspiração.

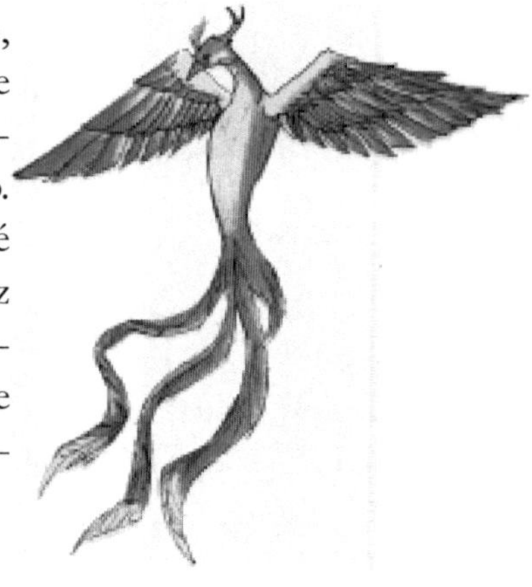

A Fênix é a ave do paraíso, e sua posição é o que temos à nossa frente. Esse conceito faz com que olhemos com mais cuidado para a entrada nos cômodos em nossa casa, embelezando e tirando o que não está de acordo com essa orientação. Beleza é fundamental.

Dragão

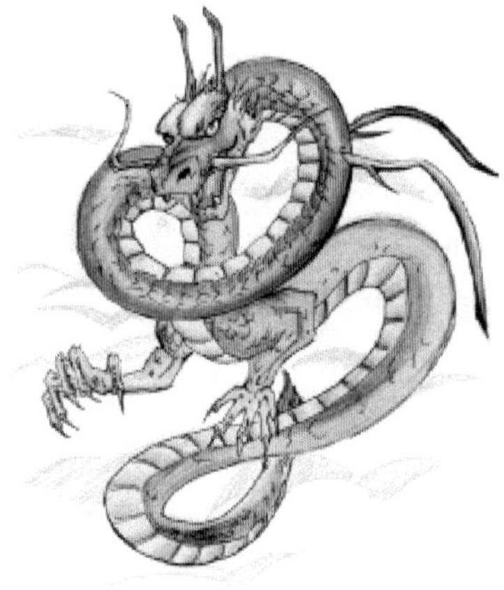

Para os chineses está associado à Constelação do Dragão e à Estrela Polar, portanto ao poder celestial.

Corresponde ao lado Leste, onde nasce o Sol. Simboliza por isso as forças benéficas, a luz suave do nascer do dia.

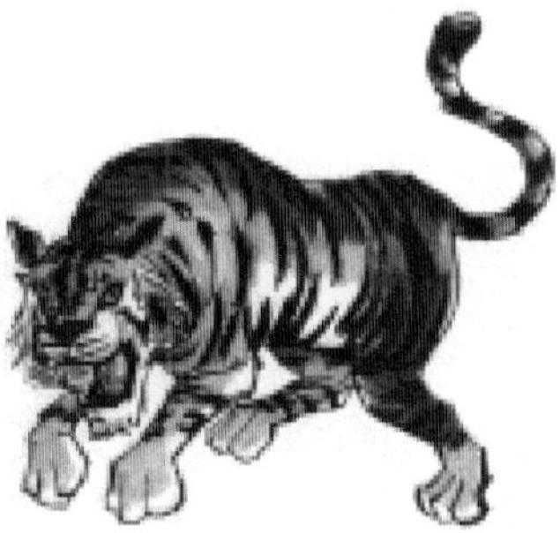

Tigre

Associado ao Oeste, é o local considerado vulnerável, porque o Sol está em declínio, no final do dia.

Serpente

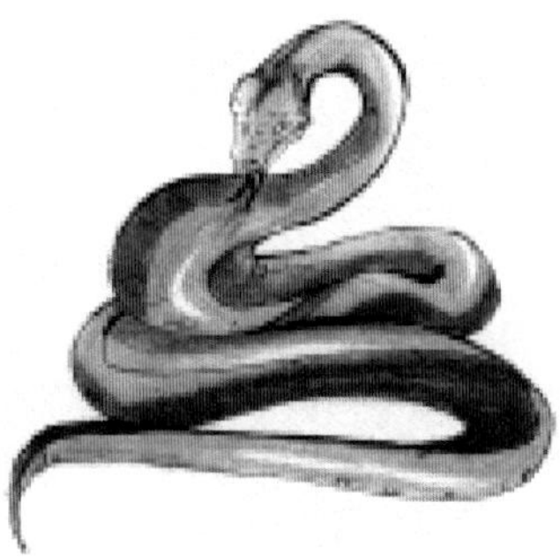

Simboliza vigilância. Um centro estável e ancorado representa segurança e tranqüilidade.

O **centro** do Baguá é considerado um lugar neutro, um perfeito equilíbrio entre Yin e Yang. Não possui trigrama.

A vida flui a partir do centro.

XXI - A simbologia das Cores

"Os sábios amam a profusão de cores, por isso vivem contentes."

Para o Feng Shui, devemos buscar na Natureza a explicação para os sentimentos que elas evocam.

Na escolha das cores, principalmente nos quartos de dormir, levar em consideração como a cor afeta a pessoa que o utiliza. Jamais usar cores que possam trazer tristeza ou desmotivação.

No caso de crianças e adolescentes o cuidado deve ser ainda maior.

É sempre grande a influência que a cor do quarto exerce sobre a pessoa que o utiliza.

Texto baseado na teoria de Lin Yun, na Cromoterapia e no Simbolismo das cores, em sua associação com a Natureza.[29]

A Natureza nos brinda com cores exuberantes e variadas. Interpretar as sensações e sentimentos que as cores nos enviam podem ser esclarecedores e nos auxiliar na criação do padrão energético que desejamos.

- Cores claras expandem, cores escuras concentram.
- Cores brilhantes trazem vida e animação.
- Os tons alteram a significação: podem intensificar ou suavizar.

As cores e seus símbolos

Branco

É uma cor pura, anterior à divisão dos raios de luz coloridos. É, da mesma forma, uma combinação de todas as cores.

Na decoração de interiores, evita-se paredes todas brancas porque sugerem a neutralidade de sentimentos, não transmitindo sensação de acolhimento. Pode causar irritação, impaciência e até dificultar a concentração. Se for a escolhida deve ser equilibrada com cores vibrantes na decoração.

É indicada como realce, moldura ou frisos, em combinação com outras cores.

O Branco no Ocidente corresponde à pureza. Na China está associado ao inverno, à neve (frio, morte). Independente dessa significação, o branco é uma cor neutra.

Vermelho

O vermelho domina todas as cores. Conota felicidade, calor do fogo, força e fama. É uma fonte de energia, um estimulante. Aumenta o calor da pele, a temperatura do corpo e estimula a atividade sexual.

[29] Rossbach, Sarah/Lin Yun-A Arte da Cor – ED. Campus.

Cor do fogo e do sangue, estimula as idéias. Deve ser usada com cuidado, já que o excesso dessa cor pode trazer alteração de comportamento: não esquecer que a cólera também é representada pela cor vermelha.

Associada ao Sol Nascente, trazendo energia pura e luz, é uma cor muito positiva. O vermelho é associado também a poder.

Púrpura (vermelho profundo, ameixa)

A cor púrpura é a união do violeta com o vermelho, o que a torna uma cor extravagante.

Cor da prosperidade, ela tem conotação de solenidade, pompa e cerimônia, estando presente nas vestes dos bispos.

Amarelo

Amarelo ou dourado representa poder. É a cor da felicidade, da sabedoria e da imaginação. Traz criatividade, alegria. Possui um sentido de paciência, tolerância. Está associada ao centro do Baguá e ao elemento Terra. Clareia ambientes que são pouco banhados pela luz solar. Tem ação estimulante.

Associa-se o amarelo a pessoa intelectual.

É uma cor que gera otimismo.

Verde

Simboliza a esperança, a renovação e a paz. Está associado à cura, sendo inclusive a cor da esmeralda – pedra que representa a medicina.

Em plantas e na vegetação, o verde indica a saúde da Terra.

Azul

Apesar de ser uma cor preferida por quase todos, deve ser usada com parcimônia por ser fria. É uma cor em que se pode mergulhar em paz, sentir-se tranqüilo, suave, terno. É a cor do céu.

Casa em tons de azul transmite frieza.

Tons de azul escuro conferem autoridade.

O azul royal também é cor de poder.

Evita-se o azul celeste nas fachadas porque é considerada uma cor vulnerável para exteriores.

Turquesa

Mistura de verde e azul, é muito atraente. Geralmente é escolhida por pessoas com alto grau de respeito por si mesmas. A simbologia da pedra turquesa está associada a proteção.

Representa os anos verdes da juventude.

Preto e cores escuras

Cor do mistério, pode ser a escolhida por pessoas que escondem seus reais sentimentos. Representa também concentração e sabedoria, protegendo quem a usa. Usada em excesso denota falta de esperança e depressão.

Acumula todas as cores, sem exteriorizá-las. Se quem a usa consegue expressar suas emoções e sentimentos, se torna energizante, podendo inclusive aumentar sua energia sexual.

Cinza

É a cor do compromisso, o equilíbrio entre o branco e preto, uma busca de compostura e de paz sem a perda de qualquer fonte interior de energia. Dependendo do tom, pode ser uma cor que estimula as amizades, transmitindo confiança.

O cinza, como o marrom, é uma ótima cor de base, podendo ser avivada com cores fortes e brilhantes.

É uma cor ambígua, quando associada a dias nublados conota frustração e desesperança. Já o cinza prata é muito estimulante.

Marrom

Evoca estabilidade, segurança. Pode ser elegante, sóbrio.

Excelente cor de base, se usada com acessórios coloridos, pois pode agir como um estabilizador, um fio-terra que manterá você com os pés no chão.

Abusar da cor marrom tanto nas roupas como na decoração pode significar ser obstinadamente trabalhador, monótono e inerte.

Tente combinações que alegrem o marrom.

Violeta

Cor purificadora, transmutadora. Estimulante dos mais altos ideais humanos.

Caramelo

Representa o novo, novas possibilidades.

Laranja

Cor muito favorável, conota felicidade. O laranja é a cor da juventude, da força, da confiança. Estimula cores frias e sua cor complementar é o azul.

É dessas cores que todos podem usar um pouco, dá um toque revigorante a qualquer sistema monótono.

Está associada aos livres pensadores, aqueles que não se preocupam com as convenções sociais.

Rosa

É a cor da intuição, da ternura, sugerindo romance, sentimentos suaves.

Tem uma conotação de calor e acolhimento.

Usada com muita freqüência pode nos tornar vulneráveis.

Pêssego ou salmão

Por ser a cor da pele, pode nos induzir à sensualidade sem compromisso, à leviandade. Por isso recomenda-se evitá-la em quarto de casal ou de pessoas que desejem estabilidade amorosa.

XXII - Plantas e aromas

As plantas e sua simbologia também são muito importantes na harmonização de ambientes

É preciso levar em consideração ao escolher as plantas o tipo de energia que elas emanam e o que simbolizam e/ou transmitem.

Algumas dicas:

Palmeiras, arecas são convidativas e acolhedoras.

Pinheiros, tuias e em especial o pinheiro Kaizuka dão idéia de proteção e longevidade.

Flores de todas as cores e as suculentas, como a crassula, são excelentes harmonizadores de ambiente.

As plantas são fundamentais, porém devem estar sendo avaliadas conforme se desenvolvem e modificam seu porte e aspecto. Cada caso deve ser analisado em relação ao todo para que se possa verificar a melhor solução para cada situação.

Outro fator muito importante neste tópico é a escolha das plantas e o tipo de energia que elas emanam, além do que simbolizam ou transmitem.

Este é um assunto que merece um estudo particular, e não é o objetivo deste livro.

Aromaterapia

Fonte de sensações agradáveis, os aromas podem ser usados para criar atmosferas agradáveis e acolhedoras nos ambientes.

É fundamental que sejam suaves e de excelente qualidade.

Os aromas podem trazer os mais puros e sutis campos de energia de plantas e flores para dentro de sua casa. E devem ser suaves e agradáveis, desprezando os muito fortes ou desagradáveis.

São usados largamente em templos há milênios através de incensos.

Também bálsamos, óleos essenciais e essências trazem bem-estar e serenidade aos que deles usufruem.

Nas casas pode ser usada através de:

- Difusores – réchaud com velas ou diluídos em água e vaporizadores.
- Borrifador – para grandes áreas.
- Incensos.
- Velas aromáticas.
- Sprays.
- Pétalas de flores e madeiras aromáticas.

Folhas de cedro, pétalas de rosa e galhos de pinheiro podem ser colocadas em um canto para recepcionar quem entra.

Pode-se adicionar gotas de óleo essencial à água do banho.

Algumas essências e seus usos indicados:

- Alecrim – refrescante e revigorante – ativador da memória, estimula, purifica e revigora. Deve ser usado com cuidado, sem excesso. Atua positivamente nos estados depressivos.
- Manjericão – revigora, clareia o pensamento.
- Cedro – relaxante, anti-stress.
- Camomila – reconforta, acalma, excelente após aborrecimentos.
- Eucalipto – limpeza do ambiente.
- Limão – limpa e refresca.
- Capim-limão – estimula, purifica.
- Mirra – fortalece e inspira.
- Pinheiro – purifica e estimula.
- Sálvia – poderoso antisséptico, purificador.
- Sândalo – harmoniza e elimina o medo.
- Hortelã – refresca e estimula.

Indicação conforme o ambiente:

- Quartos – lavanda, rosa e gerânio.
- Quartos de crianças – lavanda bem diluída e laranja.
- Quarto de estudo – alecrim, menta, manjericão.
- Escritório – eucalipto, menta, alecrim.
- Cozinha – limão.
- Sala de estar – pinheiro, laranja.
- Banheiros – limão, pinheiro.
- Meditação – sândalo e olíbano.
- Após doença, no quarto da pessoa: eucalipto, limão ou alecrim.

Aroma é algo muito pessoal, descobrir os mais eficazes para nós é importante para a nossa harmonização pessoal.

Feng Shui é uma técnica-arte que ajuda as pessoas a se conhecerem mais, se amarem mais e a procurarem meios conscientes, através da organização do espaço de seus ambientes, de aumentarem o bem-estar em suas vidas.

PARTE III

Os Trigramas e Sua Interpretação.
A Base do Feng Shui.

"Cada direção exerce uma poderosa influência sobre a energia da sua casa e de todos que nela residem."

"No Hemisfério Norte associamos o norte ao inverno, mas o sul é a direção dessa estação no Hemisfério Sul. As qualidades que relacionei aqui para o norte e o sul devem ser invertidas se você vive no Hemisfério Sul".

Linn, Denise – Feng Shui para a Alma – p. 266 – Editora Bertrand Brasil Ltda. – Rio de Janeiro – 2003

"O conhecimento absoluto é, pois, uma experiência da realidade inteiramente não intelectual, uma experiência nascida de um estado de consciência não usual que pode ser denominado de "meditação" ou estado místico.

A existência desse estado não tem sido testemunhada apenas por numerosos místicos orientais e ocidentais mas aparece igualmente na pesquisa psicológica."

Capra, Fritjof – O Tao da Física – ED. Cultrix - p. 31.

"Aqueles que querem saber a verdade inteira

Ganham alegria ao realizar as obras e serviços que chegam até eles.

Ao completá-los, ganham alegria ao limpar e nutrir a si mesmos.

Tendo se ocupado dos outros e de si próprios, eles então vão até o mestre em busca de instrução.

Esta trilha simples leva à paz, à virtude e à abundância."

Walker, Brian – Hua Hu Ching – os ensinamentos desconhecidos de Lao Tsé – Ed. Best Seller

XXIII - Os trigramas e sua interpretação.[30]

O esoterismo chinês procura a união do consciente com o inconsciente.
Procura unir o céu e a terra.
Busca a harmonia.

"A grande tarefa dos seres humanos é estar no comando de seus cinco sentidos, depois do que se desenvolve o sexto sentido, a intuição."

Quem é o homem de hoje?

Fruto de séculos de história, com suas causas e efeitos passíveis de dedução e aprendizado;

Fruto de descobertas científicas muito importantes, demonstrando cada vez mais que cada organismo pode reagir diferentemente diante de circunstâncias semelhantes;

Consciente de que tudo é relativo, depende dos ângulos de visão ou pontos de referência:

- que a verdade de cada um deve ser expressa com o máximo de transparência, coragem e compaixão,
- e que para fazer parte conscientemente desse universo harmônico e interligado, é preciso estar em harmonia com ele mesmo.

Segundo o I Ching, "o homem superior tranqüiliza sua própria pessoa antes de se pôr em movimento; concentra-se interiormente antes de falar; consolida seus relacionamentos antes de pedir alguma coisa."[31]

---

[30] Análise baseada no texto do "I Ching – O Livro das Mutações", de Wilhelm, Richard – Ed. Pensamento.
[31] Idem, p. 261.

"O homem superior não deixa seus pensamentos irem além da situação em que se encontra".[32]

Dante Alighieri, autor da Divina Comédia, define o Amor *"como a força que move o Sol e as Estrelas"*. Essa idéia transcende e nos aproxima do Caminho intuído por Lao Tsé.

Quando amamos de forma sábia e sem apego, todas as coisas contribuem para nossa evolução e, portanto, para o nosso maior bem.

Essa é a base da confiança necessária para que atravessemos o mar revolto da vida sem sermos arrastados pela correnteza:

Para navegar no oceano da Vida sem ser levado pela correnteza é preciso estar preparado e conhecer o mar.

É de vital importância que a vida nos encante, e que vejamos o amor além das formas materiais. **Quando amamos o Amor** estamos prontos para compreender e praticar o equilíbrio, verdadeira e única fonte da Harmonia Interior.

Essas frases retiradas do I Ching mostram a importância da confiança no processo, retirando as raízes da ansiedade de nosso interior:

> *"O movimento é cíclico e o caminho se completa em si mesmo. Por isso não é necessário precipitá-lo artificialmente."*

> *"TUDO VEM DE MODO ESPONTÂNEO E NO TEMPO DEVIDO. ESSE É O SENTIDO DO CÉU E DA TERRA."*

Estar no Tao é reconhecer os ciclos de crescimento de todas as coisas, e o mais lógico é fluir com as mutações, não contra elas.

Na vida, podemos agir sobre uma situação Yin (princípio feminino) por meio de uma ação ativa, forte. Já usar a força em uma situação que já é Yang (princípio masculino) não seria aconselhável, melhor usar de suavidade e firmeza.

Para Lao Tsé, devemos juntar forças com a ordem natural do mundo, em vez de lutar contra ela.

"Ler os acontecimentos" e encontrar os métodos que funcionam melhor com o estado de energia prevalecente naquele momento é estar em conexão com o Tao, com a Lei Natural, experimentando a felicidade e o prazer enquanto damos o próximo passo no caminho escolhido – ou no caminho que nos escolheu.

---

[32] Análise baseada no texto do "I Ching – O Livro das Mutações", de Wilhelm, Richard – Ed. Pensamento, p. 162.

E ainda segundo o físico indiano **Amit Goswami**, "é necessário reconhecer a consciência e o valor de nossa vida interna; o valor da transformação e o valor da criatividade", desta forma, nossos pensamentos conscientes criam a realidade material que vivemos.

Neste breve texto estaremos fazendo uma análise da natureza de cada trigrama, que corresponde a cada um dos oito lados do Baguá associados com os pontos cardeais referentes ao Hemisfério Sul:

Trigrama Chên

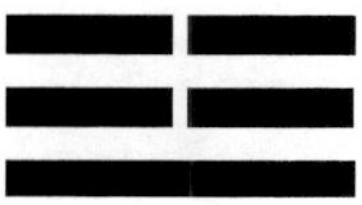

Trovão = o Incitar
Direção Leste – Primavera
Corresponde ao lado do nascer do Sol, ao Nascente

"Todos os seres surgem no trigrama do incitar, que se encontra a Leste".[33]
Corresponde à Família e Saúde na Escola do Chapéu Negro.
Trovão, força energética e inspiradora.
O Trovão representa o despertar do Yang, o elemento Madeira.
"Depois da tempestade, vem a bonança."
Após a tensão, sobrevem o alívio.
Ele não é uma energia para ser temida, porém respeitada e utilizada de forma sábia, já que seus efeitos são transformadores e imediatos.

A comoção gerada pela manifestação de Deus nas profundezas da terra atemoriza o homem. Porém, essa reverência diante da grandeza divina é boa, pois júbilo e alegria podem vir em seguida.

Quando uma pessoa chega à compreensão em seu interior do que significa o temor e o tremor ela está a salvo de qualquer medo provocado por condições externas porque ela confia no bem último de todas as coisas.

Este é o espírito que deve animar os líderes – uma profunda seriedade interior imune a todos os terrores vindos do exterior.

O choque causado pelo contínuo trovejar causa medo e tremor. O homem superior permanece reverente diante da manifestação de Deus, corrige sua vida e examina seu coração, para que não abrigue nenhuma secreta oposição à vontade de Deus.

Assim a reverência é o fundamento da verdadeira cultura.

---

[33] Análise baseada no texto do "I Ching – O Livro das Mutações", de Wilhelm, Richard – Ed. Pensamento, p. 208.

Trigrama Sun

☴ O penetrante, o Vento
Abundância – Direção Nordeste
Prosperidade

A firmeza na decisão e a suavidade na ação geram circunstâncias benéficas e/ou previsíveis, sob controle.

Esta energia nos ensina que não se deve proceder de um modo violento e sim através de uma influência constante.

Para se agir desse modo é preciso ter um objetivo claro e definido, pois é somente quando a influência penetrante age sempre na mesma direção que o objetivo pode ser alcançado.

A qualidade penetrante do vento depende de sua constância.

Quando estamos lidando com inimigos ocultos: influências impalpáveis que se ocultam nos mais obscuros recantos, porém que se pressentem.

De seu esconderijo, procuram sugestionar as pessoas. Nestes casos, é necessário persegui-los até os seus esconderijos mais secretos, para que se possa, então, identificar a natureza das influências em questão.

O caráter anônimo exige um empenho especialmente vigoroso e incansável que, porém, encontrará ampla recompensa. Pois uma vez trazidas à tona e identificadas, essas influências furtivas perdem seu poder sobre as pessoas.

Observação: Quando se combate energias nocivas é preciso ter conhecimento da força que elas têm e se nós temos força suficiente para enfrentá-las.

Por isso, atenção para a disposição e condição para a luta exigida; porque se a pessoa persegue as influências nocivas até o fim, mas já não tem forças para combatê-las com decisão, é melhor não fazer nada.

Nesse caso qualquer tentativa de penetrar no domínio próprio das trevas só poderá ser prejudicial: desencadeará a fúria das trevas.

Regra geral:

Não se deve refletir em excesso sobre uma questão. Após analisar a fundo um assunto, de forma imparcial, é necessário tomar uma decisão e agir.

A repetida reflexão torna a pessoa incapaz de agir.

Outra situação

O começo não foi bom, mas chega um momento em que se pode tomar um novo rumo. São necessárias mudanças e melhorias. Isso requer constância e ânimo forte, justo e firme.

Assim o remorso desaparecerá.

As melhorias exigem cuidadosa reflexão. Antes de efetuar uma mudança é necessária uma análise da situação. Após concluí-la deve-se ainda, durante algum tempo, observar com atenção, verificando como funcionam quando postas em prática.

Esse trabalho cuidadoso é acompanhado de êxito.

Etapas desse procedimento:

- Identificar com clareza o problema.
- Verificar através de reflexão cuidadosa como efetuar as mudanças e melhorias.
- Agir com cuidado e observando os efeitos.
- Resultado: Êxito.

Trigrama Li

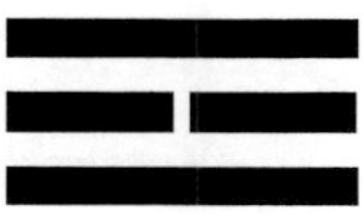

Fogo – o aderir – Calor,
poder de iluminação
Direção Norte

Corresponde ao pleno Verão
Sucesso/fama

"O aderir é a luminosidade, na qual os seres percebem-se uns aos outros. É o trigrama do sul.[34] O fato de os santos e sábios voltarem-se para o sul quando escutavam os sentidos do universo significa que governavam voltados para a Luz. Eles sem dúvida inspiravam-se nesse trigrama.[35]

"Simboliza as paixões – principalmente o amor e a cólera; o espírito (o sopro do espírito) e o conhecimento intuitivo."

"O fogo simboliza a purificação pela compreensão até a mais espiritual de suas formas, pela Luz e pela Verdade."

---

[34] Norte no Hemisfério Sul.

[35] Análise baseada no texto do "I Ching – O Livro das Mutações", de Wilhelm, Richard – Ed. Pensamento, p. 208.

Para ser benéfica a energia do Fogo deve ser dosada, porque em excesso seu poder é destrutivo.

O Aderir – "O fogo não tem uma forma definida, porém liga-se aos corpos que queimam, tornando-se luminoso."

Assim como a água desce do céu, o fogo arde elevando-se da terra.

Enquanto K'an significa a alma aprisionada ao corpo, Li significa a natureza em seu esplendor.

A vida humana é condicionada e dependente.

Quando a pessoa reconhece essa limitação e se submete às forças harmoniosas e benéficas do Cosmos, ele alcança o sucesso.

Cultivando em si a docilidade e voluntária dependência ao Todo o homem conquista uma clareza suave e encontra seu lugar no mundo.

Trigrama K'un

☷

Terra
A Receptividade – Direção Noroeste
Correspondência com o Fim do Verão

Corresponde a Relacionamentos na Escola do Chapéu Negro.

Simboliza a devoção e é o perfeito complemento do Criativo. Abrange todos os tipos de relacionamentos.

Representa a natureza da Terra. Símbolo de humildade e da polaridade Yin, suas características são a paciência, o acolhimento, a receptividade.

Sua força está na compreensão e na paciência, porém precisa ser guiada pela Razão para que suas qualidades não se transformem em excessiva complacência e passividade.

"O Receptivo deve ser ativado e dirigido pelo Criativo, quando, então, produzirá resultados benéficos."

É pedido aqui a colaboração interior da pessoa e sua coexistência pacífica entre o mundo espiritual e o mundo dos sentidos.

O criativo e o receptivo têm funções diferentes e complementares (sol/lua).

(O Sol ilumina, a Lua recebe sua Luz e a doa para a Terra, segundo sua própria natureza.)

Quando Yin e Yang não respeitam suas diferenças é gerada a competição, nocivo para ambos.

Trigrama Tui

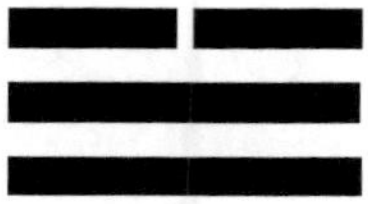

Lago – Alegria, Contentamento
Direção Oeste
Corresponde ao outono e ao Poente, onde o sol de põe.
Criatividade e Filhos menores.

"Tui é lago, que alegra e refresca todos os seres. Quando os homens alegram uns aos outros através de seus sentimentos, isso se manifesta pela boca." (I Ching)

A verdadeira alegria baseia-se em uma firmeza e força interior, expressando-se no plano externo através da suavidade e gentileza.

A alegria é um estado de ânimo contagiante e, por isso, promove o sucesso.

Deve ter como base a constância, para que não degenere em uma euforia descontrolada.

A Verdade e a Força devem residir no coração, enquanto a suavidade deve se manifestar no relacionamento social.

Trigrama Ch'ien

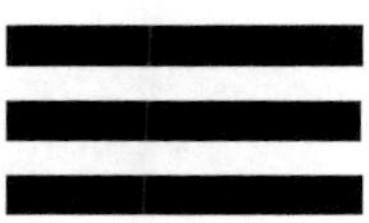

Céu – O Criativo
Direção Sudoeste
Corresponde ao fim do Outono

Força criadora, poder, sincronicidade, inspiração e confidência.

Trigrama que nos mostra a importância da luta, da perseverança, buscando o próprio bem e dos que nos cercam apoiados sempre no que é justo.

Essa atitude trará o sucesso.

Nessa etapa somos auxiliados pelo Espírito Superior que habita a Criação.

Somos uma junção de nossos atos, espiritualidade coerente, nossa justiça e sabedoria.

Na Escola do Chapéu Negro corresponde Às Pessoas que nos Ajudam e Às Viagens.

Trigrama K'an

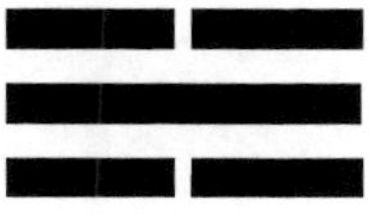

Água – O abismal
Direção Sul – Trabalho, Carreira
Capacidade de remover obstáculos, habilidade.
Corresponde ao Inverno.

O abismal significa água. É o trigrama do norte, do esforço a que todos os seres estão sujeitos.[36]

* Corresponde ao sul no Hemisfério Sul.

Representa "água profunda". A água é constante em seu fluir.

O Trigrama K'an simboliza também o coração.

"Se você é sincero, terá o sucesso em seu coração e tudo que fizer terá êxito."

Significa precipitar-se, ter coragem, com confiança e conhecimento da situação.

Enquanto **imagem** é a água, a água que vem do alto e que se movimenta na terra em rios e correntezas, dando origem a toda a vida.

Aplicado ao homem, representa o coração, a alma aprisionada ao corpo, à razão.

Indica uma situação objetiva à qual é preciso momentaneamente adaptar-se: não há outra alternativa sábia no momento.

Revela uma situação duplamente delicada:

- A pessoa pode acostumar-se a essa situação perigosa, porque à medida que um perigo se repete, tendemos a nos acostumarmos a ele.
- Ou ter uma atitude subjetiva que pode piorar a situação – porque pode significar falta de coragem, passividade ou astúcia, manipulação.
- Mais uma vez, pureza de intenção é fundamental.
- O perigo será simbolizado pelo desfiladeiro: o homem se encontra em situação semelhante à água em um desfiladeiro: ele poderá sair se assim como a água, mantiver a conduta correta.

A imagem: a água no meio de um desfiladeiro. Como age a água nessas circunstâncias?

Prossegue fluindo e vai preenchendo todas as depressões que encontra. Não vacila ante nenhuma passagem perigosa, não retrocede ante nenhuma queda, e nada a faz perder a sua natureza essencial.

Ela permanece fiel a si mesma em todas as circunstâncias.

Assim também, se uma pessoa for sincera quando confrontada com dificuldades, seu coração chegará ao significado da situação: e quando se consegue dominar interiormente um problema, o sucesso acompanhará de maneira natural as ações.

Portanto, diante do perigo é preciso ser meticuloso, fazendo tudo que for necessário, para então seguir adiante de modo a não perecer por demorar-se no perigo.

"Se você for sincero, terá o sucesso em seu coração e tudo que fizer terá êxito."

---

[36] Análise baseada no texto do "I Ching – O Livro das Mutações", de Wilhelm, Richard – Ed. Pensamento, p. 208.

Trigrama Kên

☶

Montanha – Quietude
Direção Sudeste
Autoconhecimento, autodesenvolvimento, espiritualidade
Corresponde ao fim do Inverno.

Repouso – o movimento chegou ao seu término natural.

Quando aplicado ao homem consiste na busca da serenidade de coração. É muito difícil acalmar o coração. Enquanto o Budismo aspira à quietude através de uma extinção de todo movimento no Nirvana, o Livro das Mutações sustenta que a quietude é somente um estado de polaridade que tem como constante complemento o movimento.

A verdadeira quietude consiste em saber agir e saber não-agir. Discernir os momentos onde um ou outro é favorável.

Deste modo o repouso e o movimento permanecem em harmonia com as exigências do tempo, e a vida se ilumina.

É o fim e o começo de todo o movimento.

Esquematizando, de que forma podemos ser auxiliados através dos trigramas?

1. Conhecendo a natureza de cada um deles e o que os ativa, podemos movimentar a energia necessária para iniciar as mudanças desejadas.
2. Nos ajuda a identificar os problemas pelos quais estamos passando ou, preventivamente, ajudando a detectar na forma embrionária as sementes dos obstáculos que teremos que enfrentar, nos ensinando a agir prontamente diante deles.

Quando aplicamos o Baguá e estamos cientes das significações de cada trigrama, podemos obter melhores resultados.

Modo de aplicação:

1. Colocar o Baguá sobre a planta da residência e/ou local de trabalho e com a utilização de uma bússola sobre o centro do imóvel (determinado pelo Baguá) localizar os pontos cardeais e os trigramas correspondentes.
2. Nas áreas identificadas como responsáveis pelas mudanças, verificar e procurar sanar os possíveis problemas que possam estar ocorrendo na rede elétrica, no estado das paredes, no piso, vazamentos, mofo, luzes que não acendem, bocais sem lâmpada, espaço mal aproveitado, desordem instalada. Se as portas abrem com facilidade e pelo menos 90 graus, como o espaço está sendo ocupado,

posição dos móveis, tipo de quadros, excesso ou escassez de luminosidade, correntes fortes de vento ou ar estagnado, etc.

3. Ativar através do equilíbrio entre os elementos, colocação de objetos ou cores compatíveis com as referidas áreas.

Ativando cada trigrama

Chên – Trovão – Família/Saúde.
Elemento Madeira.
• Cores: verde, azul e turquesa.
• Plantas saudáveis, flores de todas as cores.
• Objetos de madeira em geral, tecidos florais.
Exercício: visualizar nosso ser saudável e em harmonia com os familiares.

Sun – Vento – Prosperidade.
É regido pelo Elemento Madeira.
• Quando compatível, local para coleção de objetos, moedas, cristais e objetos de valor.
• Sinos de vento.
• Plantas exuberantes, com folhas em forma arredondada.
• Água em movimento, fontes, fotos de cachoeiras.
Exercício: visualizar nossa vida transcorrendo com tranqüilidade, próspera e feliz.

Li – Fogo – Sucesso.
Elemento Fogo.
• Cores: vermelho, dourado.
• Quando compatível, local ideal para diplomas, prêmios, etc.
• Objetos de origem animal, como couro, plumas, ossos, lã.
• Figuras de animais, fogo e Luz do Sol.
• Iluminação de todos os tipos.
Exercício: visualizar nosso ser atingindo seus objetivos de forma plena.

K'un – Terra – Relacionamentos.
Elemento Terra.
Cores: rosa, branco e vermelho.
• Objetos em par e que evoquem harmonia.
• Figuras ou quadros que evoquem o amor entre os casais.
• Símbolos de amor, como Sol e Lua.

• Luzes e velas.
• Tecidos sedosos e brilhantes.

Exercício: visualizar nosso ser cuidado e alimentado por nós. Sendo nosso melhor amigo, acolhendo nossa personalidade. Só quem se acolhe e aceita pode acolher e aceitar o outro.

Tui – Lago – Criatividade/ Filhos menores.

Regido pelo Elemento Metal.

• Cores: branco e cores pastéis.
• Objetos em forma circular, oval ou arco, objetos em metal que sejam criativos e que nos induzam à criatividade.
• Coisas ligadas à criança.

Exercício: um dos trigramas mais importantes – já que cada ser é único –, visualize seu ser vivendo com prazer e sabedoria, retirando das situações aprendizado e experiência.

Ch'ien – Céu – Amigos e Viagens.

É regido pelo Elemento Metal.

• Cores: cinza, branco e preto.
• Local para imagens de guias espirituais, amigos e mentores de sua vida.
• Ideal para Anjos.
• Fotos de lugares especiais para onde viajou ou quer viajar.
• Tudo que tenha associação com sua espiritualidade e confiança.

Exercício: visualize-se interligado ao Todo, fazendo parte da família cósmica universal, entre seres que se identificam com você.

K'an – Água – Trabalho/Desenvolvimento da atividade que nos realiza.

Elemento Água.

• Cores: preto e todas as cores escuras.
• Quando compatível, local ideal para imagens e símbolos da carreira que se exerce.
• Qualquer imagem que representem o mundo das águas como cachoeiras, mares, rios.
• Fontes, aquários.
• Formas arredondadas e superfícies espelhadas. Vidros e cristais.

Exercício: visualize-se trabalhando com satisfação e atraindo oportunidades de crescimento em seu ramo de atividade.

Kên – Montanha – Autoconhecimento/Espiritualidade.

Elemento Terra.

• Cores: azul índigo, preto, verde e lilás.

- Quando compatível, local ideal para livros e materiais de estudo.
- Quadros, fotos ou gravuras de montanhas e lugares calmos.
- Símbolos de espiritualidade com os quais temos afinidade e mentores.
- Pedra ametista, principalmente em forma de drusa ou pirâmide.

Exercício: visualize-se em atitude receptiva, recebendo do Universo as respostas que necessita para a compreensão de sua caminhada evolutiva.

PARTE IV

Equilíbrio Pessoal e o Caminho da Evolução Consciente

"Ao tornar-se semelhante ao Céu e à Terra, o homem não entra em conflito com eles. Sua sabedoria abrange todas as coisas e seu Tao traz ordem ao mundo inteiro.

Por isso ele não comete erros. *Em toda parte ele age, mas por nada se deixa levar.* Ele encontra alegria no Céu e conhece o destino. Por isso é livre de preocupações. Está contente com sua situação e é autêntico em sua bondade. *Por isso ele pode amar.*"[37]

[37] "I Ching – O Livro das Mutações", de Wilhelm, Richard – Ed. Pensamento, p. 227.

"Um homem só pode identificar um conhecimento e utilizá-lo para si mesmo quando seu próprio estado de consciência for adequado a esse nível de conhecimento."

Dethlefsen, Thorwald – O desafio do destino – Ed. Pensamento.

"Estar em conexão com o Tao, ou a 'Lei Natural', significa experimentar a facilidade e o prazer enquanto damos o próximo passo no caminho escolhido – ou no caminho que nos escolheu."

Wilhelm, Richard – I Ching – Ed. Pensamento.

XXIV - Equilíbrio pessoal e a evolução consciente

A Maturidade dos Tempos

A humanidade atravessa um período intenso de mudanças em todos os níveis e em todos os sentidos. Tudo está sendo reavaliado por aqueles que se preocupam realmente com qualidade de vida.

Os tempos estão maduros e muitos de nós já atingimos um estado de autoconsciência e estamos prontos para a conquista da liberdade interna e conseqüente plenitude que o desapego proporciona. Também atingimos esse ponto de autoconsciência capaz de discernir e digerir a história da humanidade, com capacidade de interpretação daquilo que deduzimos.

Somos seres com diferentes graus de percepção e de necessidades e justamente costumam ser os mais sensíveis e com maior bagagem cultural os que mais têm dificuldade em alegrar-se profundamente e conscientemente com o fato de estar participando do banquete da Vida.

Somos seres únicos que têm suas formas particulares de reverenciar a Vida e a seu Criador, por isso é na liberdade de cada um que isso se faz.

Percebemos que a espiritualidade é uma parte importante de nossa vida – *"Nem só de pão vive o homem, mas de toda palavra que sai da boca de Deus"* – e de uma forma ou de outra procuramos vivenciá-la. Os rituais de purificação e de integração cósmica nos acalmam e alimentam. Buscamos hoje a espiritualidade viva.

Religião vem da palavra religare e significa voltar a ligar o homem ao céu, ao Criador.

"É a hora de adorar a Deus em espírito e Verdade"[38], isto é, dentro de nossos corações e mentes.

O conhecimento disponível é muito amplo e diversificado. São várias as fontes de conhecimento espiritual, mas o caminho das verdadeiras apontam para uma só meta: o conhecimento de si, do próximo e a capacidade de fazer as melhores escolhas, tudo isso temperados pelo amor, o elemento de união entre nós.

Sem esse misterioso e gratificante elemento, todo o conhecimento, toda a posse, fica insossa. Todo espaço deve ser preenchido. Onde não houver amor, haverá ou ódio ou indiferença.

Sentir Amor ao invés de outros sentimentos (inclusive por nós mesmos) é uma escolha pessoal. Só os determinados conseguem persistir, porque é o caminho mais árduo no início. Porém não há nada mais leve e suave depois que vencemos as etapas iniciais.

A prática da verdade prepara esse Caminho.

Outro requisito é o desapego, virtude que nos dá o tão desejado equilíbrio emocional. Parece difícil, mas é a mera conseqüência da constatação de que somos seres interligados e que uma Vontade Maior rege esse contexto universal do qual fazemos parte. Nada é nosso e tudo é nosso.

Porém, é preciso ter olhos para ver a realidade da forma que ela é, sem manipulação interna. É preciso ser livre ou estar trilhando o caminho da Liberdade Interior.

É necessário primeiramente sentir-se liberto das cobranças que os outros nos fazem quando injustas. Só quando estamos realmente livres é que não nos sentimos culpados, mesmo acusados injustamente.

Outros estão dentro de prisões emocionais porque querem: a porta está aberta, mas eles não percebem que só depende deles abrir a porta e sair. Estão tão acostumados a sentirem-se presos, tolhidos pelas ações dos outros e ainda não aspiraram o ar da verdadeira liberdade, por isso não a conhecem.

Há ainda os que se autolibertam antes do tempo, isto é, mesmo que já estejam preparados para a liberdade pessoal, as circunstâncias externas ainda não se abriram. No entanto, se souberem lidar com as situações, percebem que as mesmas já não os afetam tanto. É só uma questão de tempo a conquista da liberdade externa, porque a interna já a possuem.

A Vida é um belíssimo dom e é preciso estar merecedor e consciente disso para valorizá-la adequadamente.

---

[38] Jesus Cristo – Bíblia sagrada.

Claro que estamos conscientes de profundas diferenças sociais. Mas o caminho revela a necessidade de cada um fazer sua parte da melhor forma possível e com a maior justiça possível: é assim que a libertação acontece.

- Muitos estão tão envolvidos com a questão dos meios de sobrevivência que não sobra espaço para usufruir dela. A saída é cumprir o que nos cabe e confiar na generosidade da Vida, sempre presente.
- Se pensarmos o tempo todo na obtenção dos recursos materiais e no dinheiro, ele se torna nosso deus e como ele é uma produção meramente humana, não pode nos preencher, mesmo que abundante em nossa vida. O dinheiro é um meio para alcançarmos nossos objetivos de vida, não um objetivo de vida.
- Outros se perdem colocando toda sua atenção em estar com boa aparência, esquecendo-se de dar a mesma atenção para seu mundo interno. A ordem é inversa: a verdadeira beleza se manifesta de dentro para fora. E então se dedica o tempo necessário no cuidado da aparência externa, nem mais nem menos.

Qual o segredo da harmonia?

O segredo da harmonia é equilibrar nossos interesses de forma a não nos descuidarmos de nenhuma área de expressão de nossa personalidade.

É preciso conviver com o mistério da Vida sabendo que fazemos parte dele.

Apesar de estarmos conscientes de que a harmonia brota de nosso interior, o equilíbrio externo nos ajuda a conseguir e manter o interno.

O estágio atual da humanidade exige o aprendizado do Amor-Sabedoria.

E são muitos os caminhos que podemos percorrer para encontrar a forma de exercer nossa função principal: AMAR com Sabedoria.

Como atingir isso?

Os caminhos são únicos, individuais.

Liberdade exige força, conhecimento e discernimento.

O amor é a mais elevada energia benéfica e ele só se manifesta e desenvolve na Verdade.

Portanto, precisamos praticar a Verdade. Evitar dizer o que não se sente.

E ter coragem para viver as experiências necessárias em nosso caminho evolutivo.

Nas palavras de Viktor Frankl, criador da Logoterapia, "Aquilo que não me aniquila, fortalece-me".

A verdade junto com a compaixão é o caminho mais curto para o amor verdadeiro.

E estaremos vivendo a transformação pelo amor, que traz o reencantamento pela Vida.

- Qual o traço que pode unir todos os seres indistintamente?
- A Verdade, "Aquilo que é". A prática da Verdade conduz à Justiça. A Justiça traz a Liberdade, que gera o genuíno Amor.
- Assim, tudo converge para amar mais e melhor, porque tudo tende à perfeição.

Aqueles que detiverem o poder de exercer essa visão em larga escala, pela posição de poder que ocupam, podem auxiliar muito na obtenção desse estado de coisas. Os outros, se estabelecerem isso dentro de si, já estão colaborando de forma eficaz para o estabelecimento de uma melhor qualidade de vida para todos.

Mas, o que é Amor?

Palavra usada indiscriminadamente, sob as mais variadas formas e pretextos, poucos de nós entendem e praticam o verdadeiro amor.

Amar é sentir-se interligado ao Todo, fazendo parte da Vida.

Essa ligação nos cura de qualquer sentimento de inadequação, fazendo-nos sentir confiantes e cheios de vida. Só assim podemos dizer que amamos, que o que doamos ao nosso próximo é benéfico.

Essencialmente, Amor é uma vibração benéfica que nos alimenta, nos nutre. Nos faz bem.

Aqueles que nos proporcionam tais vibrações estão nos amando, e há vários graus de pureza de intenção, como em tudo que existe. Quanto mais puro, mais benéfico.

Depende da capacidade de amar e da maturidade emocional de cada um.

Apesar de ser isento de posses e de cobranças, é ético e digno de si mesmo.

Não invade e não se deixa invadir.

A autoproteção e o amor saudável por si mesmo, pressuposto fundamental para a capacidade de amar o outro, exige que coloquemos limites quando percebemos que o outro ainda não está amadurecido para a prática amorosa, agindo de forma abusiva em relação às pessoas que o cercam ou até mesmo manipulando essas pessoas, demonstrando a necessidade de serem corrigidos por aqueles que já estão mais adiantados nessa ciência.

O caminho – Integrando o nosso eu

O homem verdadeiramente espiritual é aquele que galgou os cumes da montanha do conhecimento, lá de cima observou a Vida em toda sua extensão, formas e circunstâncias e tornou-se como um lago profundo, límpido e cheio de vida.

O homem que se tornou esse lago, possui dentro de si toda a doutrina que necessita para viver em plenitude e administrar suas circunstâncias de vida material sem se deixar submergir por elas. Tornou-se um com "Aquele que é, que era e que há de vir", e portanto um conhecedor dos mundos que permeiam a realidade física: dentro da gama de naturezas que existem, cada ser humano se dedica à sua área de interesse, que vibra em sua freqüência correspondente, e todos juntos formamos o grande quebra-cabeça que é o mistério da vida.

A Filosofia

Quando conhecemos doutrinas orientais, percebemos que nos ensinam a sermos serenos e tranqüilos dentro de nós. O Tao Te King é um manual para o encontro com a Verdade e um aviso para os perigos que atravessamos em nossos momentos circunstanciais de vida. O I Ching nos remete à necessidade de vivenciarmos o equilíbrio, nos introduz no mundo da Natureza e nos ensina a fluir com as mudanças inevitáveis de nossas vidas com a simplicidade de um riacho sinuoso que suavemente desce a montanha. Tudo isso é muito poético, satisfaz nossa necessidade de beleza, com simplicidade nos mostra caminhos de paz. Outro fator que se desenvolve através desses ensinamentos é a leveza e alegria decorrentes da compreensão que não devemos nos preocupar em excesso nem nos entristecermos com as modificações de nossas vidas. Observando a placidez das montanhas, dos vales, o movimento do mar e dos rios, a vida dos pássaros e dos animais, aprendemos que tudo segue seu caminho tranqüilamente, e nós devemos fazer o mesmo.

A verdadeira modificação já está sendo processada: cada ser humano que torna seu campo energético, sua aura, estável e vibrando no verdadeiro amor, se torna um irradiador que irá afetar os que estão à sua volta e assim contribuir para a mudança de campo vibratório para o qual nosso planeta está sendo preparado.

Toda essa compreensão nos acalma sobre o fato do propósito que tem que existir atrás de toda essa beleza e harmonia que se sente quando se contempla a Natureza: nada acontece por acaso e tudo obedece à leis justas e harmônicas.

Jesus – O mestre do amor

Quando aliamos esses conhecimentos à doutrina cristã ganhamos em sabedoria e qualidade de vida. Os místicos cristãos através da contemplação escreveram seus sentimentos e buscaram na natureza os sinais desse amor: Francisco de Assis com seu Cântico das Criaturas e João da Cruz com seus poemas nos enlevam através de suas comparações entre o Amor Divino e os exemplos da Natureza.

Quando atingimos a serenidade diante dos acontecimentos e vibramos no amor sem apego abrimos a porta da Intuição, mestra que mora dentro de cada um de nós. Assim como não existem dois seres humanos idênticos, cada um precisa abrir a porta da Intuição para que se sinta verdadeiramente alimentado pelo Cosmos.

Tudo está disponível para aquele que busca com sinceridade e discernimento, e toda ajuda é oferecida no momento certo: quando o discípulo está pronto, o mestre aparece.

O Amor Divino é largamente comentado e descrito – quase sempre sobre sensações sobrenaturais, êxtases, graças e suavidades.

Mas, o que se dirá do amor humano? O amor familiar, entre casais, entre pais, filhos e parentes?

O amor é, indiscutivelmente, necessário desde a concepção do ser humano. E até o último alento, a última respiração, será ele ou o seu oposto – no fundo, a ausência dele, o ódio – que imperará no coração humano. Há aqueles que têm tanto medo do amor que escolheram a distância, a indiferença, como forma de se protegerem do sofrimento que amar pode causar, porém fazem isso à custa de negarem o que há de mais belo em si próprios.

A maturidade do Amor

O exercício do amor exige maturidade, conhecimento de si e do outro, estabelecimento de limites de autodefesa e coragem para sofrer o que for inevitável.

Quando estabelecemos parcerias, por mais prudentes que formos, existe o risco de decepção. Nossa vida é incerta. Trabalhamos sempre com possibilidades e alternativas. Dificilmente poderemos prometer alguma coisa, porém o caráter é um dado importante na escolha de nossos companheiros de jornada e amigos. Por mais que pensamos conhecer alguém, na verdade o outro é um mistério, assim como a Vida. Por isso só os corajosos arriscam-se a praticarem a Sabedoria do Amor.

"O amor que move o Sol e as estrelas", como define Dante Alighiere é uma energia tão poderosa capaz de transformar, curar, motivar e tornar a vida algo digno de ser vivido.

Só que amar exige observação e intuição para que seja algo seguro. A vigilância no caminho do amor é imprescindível porque amar sem sabedoria é como atirar-se em um lago profundo sem saber nadar.

O I Ching nos ensina que "O Receptivo deve ser ativado e dirigido pelo Criativo, quando, então, produzirá resultados benéficos". Intui-se dessa frase a necessidade de dominarmos a impulsividade para recebermos os benefícios que essa energia amorosa nos traz.

Quando lidamos com Fogo, tomamos cuidado porque conhecemos seu poder de destruição, o perigo que se encerra ali, apesar dos imensos benefícios que este elemento nos traz. Assim é o Amor – conhecendo sua força e lidando com os cuidados necessários, seremos beneficiados pelos seus efeitos. Ao contrário, poderemos ser destruídos.

A personalidade e seu campo de irradiação

Todos possuímos uma "órbita", um campo de ação e de influência de nossa energia pessoal. Ela é responsável pela qualidade de energia que nos circunda. Se estivermos serenos e tranqüilos, nossas reações às circunstâncias serão catalisadores para a dissolução de cargas elétricas negativas formadas pelos pensamentos e sentimentos desarmônicos emitidos por aqueles que não possuem consciência ativa e benéfica.

A arte de viver e conhecer a melhor ação em cada momento

Os momentos são únicos. Assim como a natureza possui estações, ciclo lunar, ciclo de chuvas, temperaturas, velocidade de ventos, etc., nós temos variações em nossa natureza provocadas pelas várias mudanças que atravessamos em nossas vidas, além da natureza única de cada um formada pela genética, cultura, sexo, ambiente socioeconômico que participamos. A esses dados ainda são acrescentados o nosso grau de evolução, as lições que viemos aprender e nossa determinação em vencer as dificuldades, e não sermos vencidos por elas. É muito complexo. Temos algumas ferramentas que nos ajudam nesse processo, facilitando um pouco o conhecimento de nós mesmos e daqueles que nos cercam. Muitas vezes estar ciente de nossa natureza pode nos ajudar a compreender e dirigir nossas ações. O ser humano é solitário em sua busca. *"É só e sem ninho que a águia voa rumo ao Sol"* – esta frase de Gibran descreve nossa busca espiritual, porque não podemos conhecer as necessidades e os momentos daqueles que nos acompanham na jornada humana – essa busca é individual. Procuramos nos mestres, caminhos; e todo aquele que buscou e busca com sinceridade se torna um mestre, já que só ele irá sentir daquela forma. O ser humano é único. Cada ser humano tem algo a desenvolver de forma específica, sua maior habilidade, fruto de toda uma história pessoal e intransferível. *"O importante é vivermos uma época sabendo-se filho da eternidade"* – essa consciência muda toda nossa forma de avaliarmos as situações pelas quais passamos. Se compreendermos as situações sob esse prisma, teremos mais paciência e não veremos o tempo como fator limitante. Para aquele que tem a eternidade, o que é o tempo? Mera ilusão produtora de tantos enganos. "Só o que é verdadeiro permanece."

Os decifradores de naturezas

A cada momento muda a configuração dos planetas e do Sol em relação à Terra. Cada ser humano que vem ao mundo recebe também as influências desse momento, além das citadas anteriormente. A combinação dos horóscopos chinês, que é anual, e do ocidental, que é mensal, produz uma sintonia fina determinante de tendências da natureza humana. Conhecê-las é poder fluir com elas ou suavizá-las se assim o desejarmos, evitando alguns conflitos conosco e com aqueles que nos rodeiam.

Temos necessidades individuais que podem se melhor satisfeitas quando as compreendemos.

Conhecendo nossa verdadeira natureza

Existem momentos de nossas vidas muito reveladores. Lembrar-nos do que queríamos de forma profunda quando éramos crianças e verificarmos se estamos perto ou longe desses anseios, pode ser uma boa pista se estamos no caminho da realização e plenitude ou não. A frustração que acompanha os que se distanciaram de seus ideais só pode ser resolvida com a retomada deles.

Muitos de nós vivemos sem direção, apenas sobrevivendo, e isso nos traz um imenso vazio que faz toda a diferença entre estar ou não realizando sua meta pessoal.

A plenitude pessoal – A energia que nos move

Percebemos que a mente humana é capaz de um desenvolvimento infinito: os que mais usam a capacidade cerebral não chegam a 15% de sua capacidade.

Dentro de cada um de nós reside o fogo de um caráter admirável, como o gigantesco carvalho que está adormecido na semente.

Muitas vezes o que nos atrapalha em direção a um maior desenvolvimento interno é justamente o bloqueio que existe em uma área ou mais, impedindo que flua de forma uniforme a energia em nosso corpo. Além da dificuldade de vermos com clareza que esse tipo de bloqueio (normalmente de origem emocional) causa, podemos estar acumulando energias que se tornam nocivas se não forem liberadas. Assim, sentimentos limitantes como mágoa, culpa, ressentimentos, medo, se não forem compreendidos e, conseqüentemente, transmutados, tornam-se possíveis focos de doença, que não deixa de ser um desequilíbrio de energia.

Há alguns fatores que devem ser levados em conta nessa avaliação:

- A genética;
- A educação que recebemos;
- Nosso temperamento, isto é, a forma como recebemos as circunstâncias que nos rodeiam;
- O padrão cultural da sociedade em que vivemos;
- O que viemos aprender em nossa vida, isto é, nossa missão pessoal.

Nossas emoções precisam ser conhecidas para poderem ser "trabalhadas". Se negamos sua existência ou se não conseguimos ter uma saudável autocrítica, persistimos em padrões de comportamento que não nos ajudam a viver de forma plena.

Prisões emocionais

Para vivermos a liberdade é necessário estar isento de padrões herdados, de carências afetivas, de expectativas irreais e até mesmo de expectativas em geral.

Viver no presente exige clareza de pensamentos.

Como se faz isso?

Em primeiro lugar é necessário perdoar-se e perdoar àqueles que agiram de forma a "sujar" nosso arquivo psíquico.

Muitas vezes esses atos são reais, mas muitas vezes são fruto de alguma distorção interna.

Me explico: se eu me julgar, me sentir inferior aos outros, todos os gestos e palavras dos outros me chegarão dessa forma, eu decodifico assim esses sinais. E na realidade podem não ser assim.

Portanto, cada ser humano é responsável pela forma como interpreta os acontecimentos que lhe cercam, tanto para o bem como para o mal.

O ser livre é aquele que respeita a si mesmo e ao outro, permitindo que a verdade venha à tona, mesmo que não seja aquela que no fundo, esperamos.

Portanto,

- Não sentir-se culpado pelo comportamento do outro, sentir-se responsável apenas pelo nosso comportamento.
- Procurar não entrar em sintonia com o temperamento do outro, com as formas que ele se manifesta, não absorvendo os padrões que não são nossos.
- Dentro de nossas circunstâncias atuais, buscar exercer a liberdade em nossas escolhas.

A visão histórica

Se olharmos de uma perspectiva atual, podemos ver os ciclos que se desenrolaram como grandes peças de teatro onde a roupagem e os costumes mudavam conforme as épocas, mas o ser humano continuava o mesmo. Assim, o poder estava centralizado onde se concentrava o dinheiro e as instituições agiam como rótulos sem conteúdo.

O poder intelectual também estava nas mãos de poucos, porque a cultura era restrita ao clero e reis. Não havia quase livros, copiados que eram à mão e, portanto, em pequena escala. Só com a invenção da tipografia é que se pôde lentamente mudar isso.

Nosso tempo é repleto de paradoxos: nunca tivemos tanto acesso à verdadeira cultura e ao mesmo tempo uma grande parte ignora essa mesma cultura.

No entanto, cada vez mais existem mentes preparadas para enxergar a realidade como ela é, sem preconceitos. Esta atitude é que gera o profundo respeito pelas diferenças, sem julgar, mas compreendendo. E esta é a melhor base para a Paz.

O ser humano pleno é aquele que através do autoconhecimento e da ajuda dos mestres espirituais libertou-se de suas máscaras e bloqueios e tornou-se espontâneo, manifestando sua verdadeira natureza, que é única. Os verdadeiros grupos espirituais são aqueles onde a natureza de cada um é respeitada e onde se aceita que temos um mestre até nos tornarmos mestres de nós mesmos, através da intuição.

O caminho para isso brota da reta intenção, gerando consciência e portanto, equilíbrio. Essas atitudes nos conectam com a força cósmica vital e quando isso se faz nos sentimos alimentados pela fonte de Vida Divina.

"Eu vim para que todos tenham vida, e a tenham em abundância." – Jesus.

Jesus dividiu a história da humanidade e esse é um dado muito importante. Significa que para o nosso planeta sua vida foi fundamental. Grandes mestres já haviam passado pela história e deixado ensinamentos importantes, vitais até hoje para a saúde espiritual dos homens, como Lao Tsé, Confúcio, Buda. Esses mestres nos ajudam a ver a vida como ela é em conexão com a natureza, mostrando caminhos de paz interior e serenidade. Jesus trouxe o fogo da paixão, do ideal do amor e nos mostrou que "mesmo que eu desse meu corpo para ser queimado, se eu não tivesse amor, eu nada seria".

Portanto, de que me adiantaria ser só sereno, sem amor, sem vivenciar a vida em todos seus aspectos? **Porém todos os mestres são importantes e esses ensinamentos se completam, porque se eu não tiver serenidade e compreensão, e se eu não entender o fluxo da Natureza, eu não serei capaz de entender o Amor em toda sua extensão e plenitude.**

O fogo da paixão deve ser temperado pela frieza da razão.

Trabalhando a energia

Nosso maior trabalho em relação a nós é sermos seres humanos estáveis, confiáveis, e que paremos de criar problemas. Quando tivermos o domínio de nós mesmos e conseguirmos estabilizar de forma positiva nosso campo energético passaremos a agir em nosso meio como agentes de estabilização e começaremos a atrair para nós situações e pessoas condizentes com o nosso estado. Essa é a verdadeira revolução social, porque ela se inicia de dentro para fora do homem.

Eu preciso me modificar, me auto-educar porque automaticamente eu provocarei a mudança à minha volta. Como disse Mahatma Ghandi, "Todos devemos ser a mudança que desejamos ver no mundo" .

A psicanálise concorda que a cura só se faz através dela para pessoas que "querem" ser curadas. Nossa força de vontade é essencial nesse processo.

O auxílio do Feng Shui

Quando conhecemos o fluxo da natureza, podemos alterar nossos ambientes e espaços de forma a criar essa harmonia externa, sendo este mais um fator de ajuste para usufruirmos de equilíbrio e vitalidade.

O ajuste físico que o Feng Shui proporciona é um passo importante para fazermos parte desse maravilhoso universo cósmico de forma consciente.

A coerência é fundamental: o externo deve refletir o interno, e vice-versa.

O Tao de Lao Tsé

Seus ensinamentos nos colocam de forma simples no caminho da religação com o Universo e, portanto, com Deus. Esses ensinamentos só são compreendidos pela visão mística. Os livros de 3ª. dimensão nos dão uma idéia de como é a visão mística: a realidade precisa ser vista de uma perspectiva diferente, vê-se a realidade com "outros olhos", os olhos do espírito.

Enquanto estivermos focados só nas dificuldades do momento presente, não temos noção de que "tudo passa, fluindo, como um rio que corre dia e noite, sem cessar"; e que "tudo é movimento, tudo tem um padrão energético próprio e nada se perde, tudo se transforma". Esses são conceitos que provocam alterações profundas em nossa mente e portanto mudam nossos pensamentos e sentimentos. "O pensamento segue a consciência e para onde a consciência vai segue o fluxo vital."

As criações mentais

Os pensamentos são jogados nos ambientes e os transformam. Quando percebemos uma pessoa mal-humorada, vemos que o ambiente se torna pesado, e com facilidade nos sentimos mal diante desse quadro. Ao contrário, diante de pessoas que emitem boa vontade e calma, nos sentimos bem, fortes.

Esse é o ponto: quanto mais tivermos compreensão e agirmos com controle de nossos sentimentos e pensamentos, mais estaremos contribuindo para a criação de uma sociedade humana saudável.

Harmonizando uma família

Quando duas pessoas resolvem compartilhar a vida raramente têm idéia das implicações dessa decisão. Os seres humanos têm naturezas muito diferentes e muitas vezes o simples conhecimento delas já dissolve muitos mal-entendidos.

A busca da felicidade é um denominador comum, mas o que cada um pensa sobre isso e as ilusões que o poder, a beleza e o dinheiro podem provocar, podem impedir a boa comunicação entre as pessoas.

Aprender a lidar com essas situações com o mínimo de stress, superar as crises com visão além das aparências e sem nos anular é uma arte à qual estamos sendo chamados, de uma forma ou de outra.

Se utilizarmos um perfil dos conviventes através do auxílio dos horóscopos chinês e ocidental, aliarmos a percepção do momento que o outro está passando biologicamente falando e conhecendo as necessidades básicas do ser humano, conseguimos pensar com mais clareza e muitas vezes vamos provocar uma cura de relacionamentos "inflamados".

Todos aqueles com quem convivemos têm algo para nos ensinar e nós a eles. Busquemos formas de tornar esse aprendizado agradável e crescermos com eles.

Quando o casal sentar-se à mesa usual de refeições

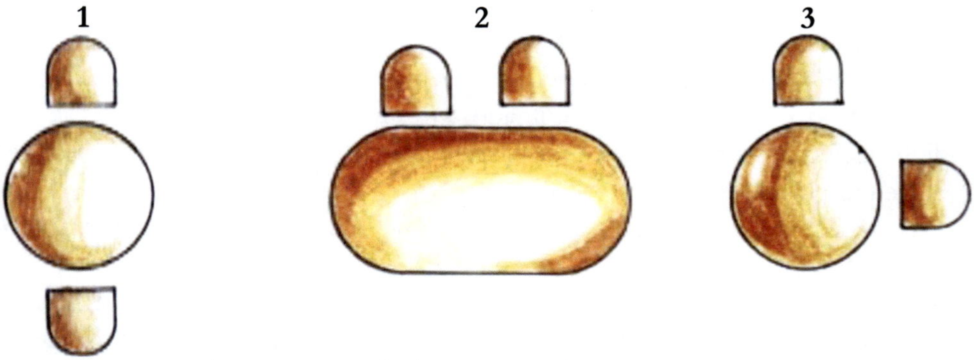

1 e 2. Situações que favorecem o equilíbrio entre o casal.
3. Situação que não favorece o equilíbrio entre o casal.

Energia Pessoal

Introdução

- O ser humano não está só. Relaciona-se constantemente com todas as forças da natureza que agem sobre ele. O cosmos, seu planeta, a natureza, enfim tudo que o cerca. O homem é um ser vivo que tem a capacidade de compreender o mundo que o cerca. Se o homem quiser saber "quem" é ele, antes tem que saber "quem" é , o "que" é, o Universo, incrível, que o sustenta.
- A marca de Deus é a Vida. Tudo que Ele criou tem a sua marca, isto é, possui Vida. A compreensão disto provoca uma alteração importante em nós: respeitamos os elementos naturais sabendo que temos algo em comum.
- Somos animais racionais: isso significa que possuímos todos os atributos animais, inclusive a agressividade, mais a razão, que nos faz investigar a causa, o porquê dos acontecimentos.
- A função mais nobre do homem é amar com sabedoria. O amor dignifica a existência humana, dá-lhe consistência, sentido, direção. E amar em profundidade significa cessar de existir o ser limitado humano e expandir o alcance de nossa visão, enxergando além das aparências. Isso nos abre a capacidade do discerni-

mento, nos mostrando o que é importante e o que é supérfluo; o que é mutável pela nossa ação, e o que não depende dela.

A natureza individual

A observação nos mostra que somos diferentes. Os graus de consciência, de sensibilidade, a formação cultural e nossas experiências de vida determinam como sentimos, pensamos e agimos. De acordo com os chineses, a energia específica de cada um é formada no momento da concepção. Porém, outros fatores ajudam a moldar o nosso temperamento.

Todo o Universo está mergulhado em uma energia que permeia tudo, e tudo está em constante mutação. Ao mesmo tempo, "na natureza nada se perde, tudo se transforma".

A humanidade em seu caminho evolutivo atinge pontos de consciência que exigem transformações comportamentais.

Precisamos viver de acordo com essas percepções, e não é fácil fazer isso.

Em cada ser humano há um potencial para ser desenvolvido, trabalhado. Se nossa energia interna for benéfica, isenta de sentimentos nocivos como o ódio, estaremos ajudando a cada um que entre em contato conosco a atingir também seu ponto de satisfação.

Dê aos outros o que puder, sem se preocupar se é muito, ou pouco.

Quando você atingir o estado de agir e pensar com consciência plena

- Não se sinta culpado pelas escolhas que os outros fazem: o ser humano adulto é responsável por si mesmo.
- Procure não entrar na sintonia de outrem. Pratique a compaixão com liberdade e verdadeira compreensão.
- Tenha como meta manter seu centro interno forte e livre de influências externas. Assuma sua originalidade, já que não existem dois seres humanos iguais.

Harmonia pessoal é resultado de autoconhecimento e compreensão do momento que atravessamos na vida.

Portanto, cada pessoa tem sua energia particular e inconfundível. Através do Feng Shui nos ambientes, buscamos a harmonia com a Energia Cósmica. Por outro lado, cada ser humano é formado por partículas dos Cinco Elementos, em maior ou menor quantidade, o que resulta em uma personalidade específica. Com um pouco de autocrítica, podemos perceber quais características queremos fortalecer e quais queremos enfraquecer, porque nos fazem mal e assim encontrar nosso ponto de equilíbrio.

Elemento	Excesso	Ponto de equilíbrio	Falta
Fogo	irritação, implicância	motivação	depressão
Terra	egoísmo (só pensa em si)	cuida bem de si e dos outros	só pensa nos outros
Metal	fala demais	fala com sabedoria	timidez
Água	excessiva extroversão	fácil comunicabilidade	isolamento
Madeira	intransigência, rigidez	flexibilidade	não possui segurança em si, excessivamente influenciável

A Liberdade Interna é fortalecida através da prática do Feng Shui.

- Quando nos observamos com imparcialidade e bom senso podemos descobrir os elementos que estão em desequilíbrio e através da nossa intenção promover uma personalidade mais harmônica.

  Podemos compreender melhor as pessoas que nos cercam e através dessa compreensão evitar atritos desnecessários com pessoas que possuem graus acentuados de desequilíbrio de um ou mais elementos.
- Por mais diferentes que possam ser os temperamentos das pessoas que convivem sob um mesmo teto, o equilíbrio promove um ponto em comum entre elas: o respeito mútuo.
- Através do amor saudável por si mesmo, podemos alcançar a verdadeira dignidade a que fomos destinados. Muitas vezes, ao deixar a energia interna fluir, sem condicionamentos ou bloqueios, conhecemos um outro lado de nossa personalidade mais descontraído, alegre e com uma sabedoria própria tão peculiar que muitas vezes nos surpreendemos com nossa capacidade pessoal intuitiva.

Todos nós possuímos características em nossa personalidade que podem estar em excesso, falta ou equilíbrio.

Quando nos irritamos com facilidade, há um excesso de Elemento Fogo. A irritação provoca uma aura nociva, que prejudica principalmente a própria pessoa, além dos que entram em contato com ela, é claro.

Irritar-se é um ato de desamor a si mesmo.

Não há nenhum benefício na irritação: a pessoa que está com raiva ou a engole, engolindo verdadeiro veneno, ou a descarrega em alguém sem nenhum resultado, porque não se leva em consideração a pessoa fora de controle: quando muito ela provoca raiva e medo.

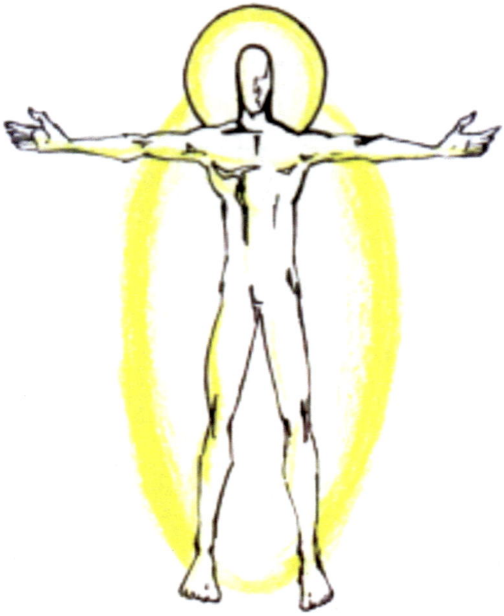

Ser humano sem conflitos, que possui compreensão do momento que atravessa. Seus pensamentos e sentimentos fortalecem sua energia, motivando-o positivamente.

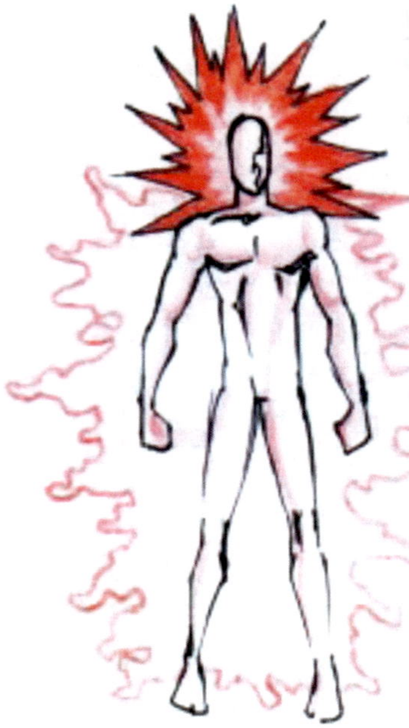

Ser humano irritado. Seus pensamentos e sentimentos prejudicam muito a ele mesmo. Altera o ambiente em que se encontra, provocando tensão.

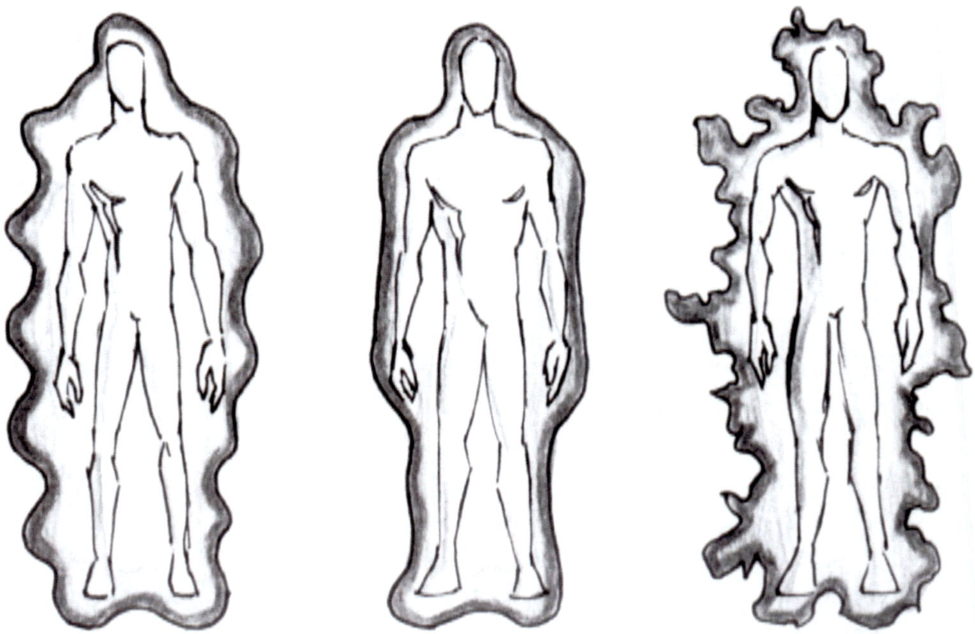

Pessoas em conflito, deprimidas ou desorientadas. Drenam sua energia com pensamentos desarmônicos. O campo áurico é ralo, deixando-as sem proteção.

Equilíbrio Psíquico

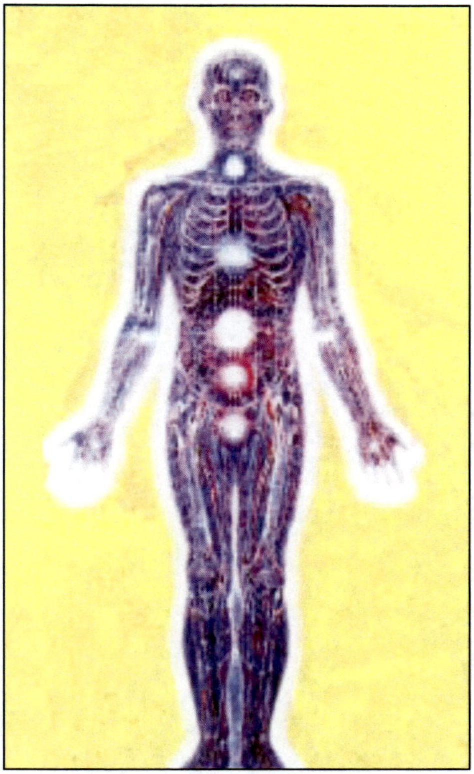

Venenos:
Medo, Raiva,
Irritação

- Prevenção:
  Não ter expectativas irreais.
  Não entrar na sintonia do outro.

- Manter o centro interno livre das influências internas.

- Dirigir a própria vida, discernindo entre o que lhe faz bem e o que lhe faz mal.

- Não se julgar culpado em relação às escolhas que os outros fazem. Aceitar as reações contrárias ao nosso modo de ser com serenidade.

- Ter visão interna isenta de bloqueios, traumas, condicionamentos = Liberdade Interna.

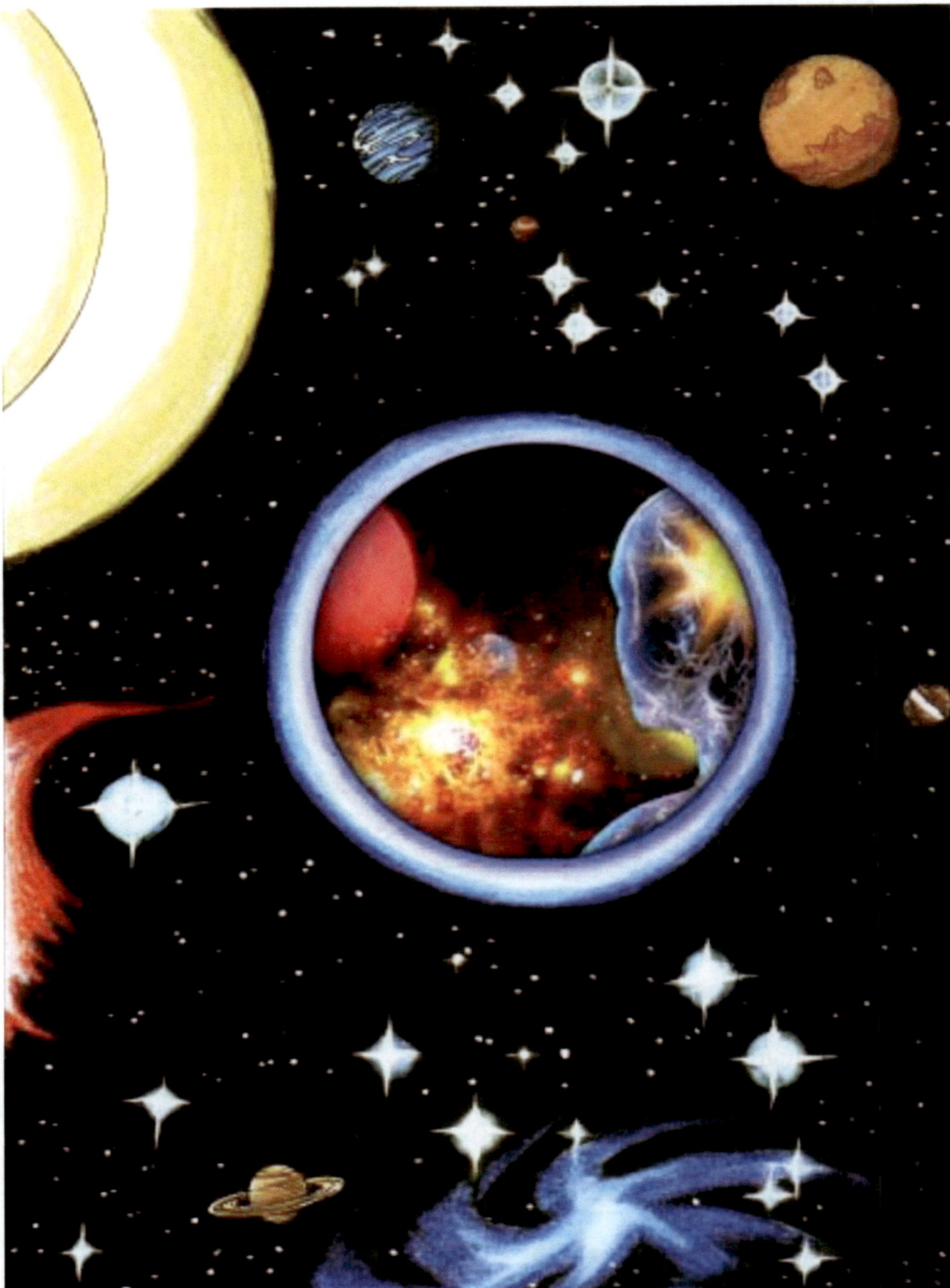

A Conexão: A figura mostra a representação do ser humano liberto, que fez a passagem do medo para a confiança na Vida. É prudente e espontâneo.
Reconhece sua identidade única e sua interligação com a Realidade que o mantém, o que lhe dá a humildade diante do Todo Maior e ao mesmo tempo a certeza de que nunca se encontra só.

A verdadeira correção é eficaz quando feita no perfeito controle de si mesmo

Uma pessoa em equilíbrio sabe dizer o que pensa com clareza, colocando limites quando necessário e sempre que possível com diplomacia.

Possui segurança interna, não se preocupando com o que os outros pensam, mas agindo sempre conforme sua própria consciência lhe mostra.

É livre para tomar suas decisões, ouvindo sempre sua mente e seu coração.

Quando necessita, busca auxílio em alguém mais esclarecido.

É flexível, mudando de opinião quando convencida de um outro ponto de vista mais sábio.

Procura equilibrar suas atividades exteriores com o cultivo de sua vida interior.

Como se ama, nunca se sente sozinha, pois sempre está consigo mesma e com suas ocupações.

Ama em seus semelhantes as afinidades e as diferenças, vendo em tudo aprendizado.

Sabe dizer sim e sabe dizer não.

Sabe cuidar de si mesma sem descuidar dos que a cercam.

Enfim, vive em plenitude e flui com os acontecimentos, sem apegos nem culpas.

Atitudes que ajudam a obter equilíbrio pessoal

• Exercícios respiratórios pela manhã, olhando para onde nasce o Sol (Leste) e visualizando a conquista de nosso equilíbrio pessoal.

• Pensamentos que reforçam nossa intenção de equilíbrio:

A cada dia aperfeiçôo meu modo de pensar, falar e sentir.

A intuição me guia e me sugere a melhor resposta para cada momento da minha vida.

Meu equilíbrio interno favorece aqueles com quem convivo.

Sou fonte de luz para quem me rodeia.

Meus atos revelam minha lucidez interior.

Busco meu crescimento interior através de atividades que me dão prazer e sabedoria.

Acolho meu próprio ser com generosidade e respeito.

A unicidade de cada ser humano

Assim como não há dois seres humanos com a mesma impressão digital, não há duas pessoas exatamente iguais.

Nossas histórias pessoais são únicas, mesmo havendo grandes semelhanças os fatores são múltiplos e nossa reação também depende de uma série de características de cada um, reagindo muitas vezes a situações semelhantes de formas diferentes.

Nosso arquivo emocional determina nossa forma de interpretar os acontecimentos que nos afetam.

Assim,

A forma como o ser humano interpreta a realidade determina seu estilo de vida.

Sabemos que a verdadeira visão se processa no cérebro, isto é, a partir das informações que temos. Quanto mais informações adquirimos, mais nossa visão se amplia. E através da meditação é que absorvemos essas informações. Os maiores obstáculos para essa percepção são justamente os bloqueios que sofremos nas emoções.

Emoções mal resolvidas impedem que vejamos com clareza. Portanto, só quando somos livres dentro de nós e temos nossas emoções bem resolvidas e sadias é que podemos ver a realidade em toda sua profundidade.

O homem liberto é aquele que transcende sua própria história pessoal e consegue viver uma época sabendo-se filho da eternidade.

Através do axioma de Sócrates – "Conhece-te a ti mesmo" – e do conhecimento das leis que regem a Natureza através da Ciência podemos fazer um esboço da verdadeira realidade, em nosso momento evolutivo atual apenas passível de ser intuída por nós.

Na verdade, o que importa é aquilo que é, não o que "pensamos" ver. Quanto mais seres humanos virem a verdadeira realidade, mais a sociedade se aproxima de momentos de paz. *A paz como resultado de imenso respeito à natureza de cada um, reflexo da realidade divina.*

A Religião, a Filosofia e a Ciência procuram explicar a realidade, porém a Ciência deve ser o denominador comum para que essa realidade se torne uma para todos nós. Com os avanços científicos está cada vez mais possível fazer a associação entre Ciência e Religião, porque o estudo do Criador tem que levar à mesma conclusão que o estudo de sua obra, o Universo.

Uni Verso – A unidade na diversidade

Com toda sua variedade, a vida se manifesta com características comuns: plantas possuem raízes, folhas e se reproduzem através de sementes, folhas ou estacas. Assim na incrível variedade do reino vegetal, encontramos denominadores comuns. Como também nos reinos animal e mineral.

Podemos conhecer a Natureza porque ela se desenvolve através de Leis. O desconhecimento dessas leis gera preconceitos, atitudes insensatas e divisão entre nós. Ao contrário, quanto mais conhecemos essas Leis mais nos aproximamos do respeito e da harmonia entre nós. A Luz, representada pelo verdadeiro conhecimento, traz a razão à tona, excelente denominador, enquanto as trevas, símbolo de ignorância e cegueira, divide cada vez mais a humanidade.

- Amor verdadeiro, enquanto Sabedoria, age baseado na Razão humanizada pelo Coração e traz a força capaz de realizar algo tão difícil como a união entre seres tão diferentes, mas que possuem como todas as outras formas de vida, denominadores comuns.
- **Só em estado de liberdade interna é que podemos intuir e viver essa realidade, porque a verdadeira vida necessita de paz para manifestar-se em plenitude.**

O desabrochar da consciência

A consciência plena dos motivos que determinam nossos atos e pensamentos não é fácil de se atingir.

E enquanto não nos conhecemos totalmente não somos donos de nós mesmos, não temos pleno controle de nossas ações, é como se agíssemos no "piloto automático" apenas reagindo e não construindo nossa caminhada pela vida.

A responsabilidade é fruto da consciência.

"Se você não conduzir sua própria vida, alguma outra pessoa o fará."
(Jonh Atkinson)

Tornamo-nos completamente conscientes quando conhecemos o teor do arquivo que guardamos no inconsciente: é um processo delicado.

Quando nos identificamos com a sociedade, sem questionarmos seus valores, somos parte dela e nosso ser essencial está encoberto por máscaras.

Somos influenciados por todos os estímulos que recebemos e não temos um contato íntimo e verdadeiro conosco mesmo. **Por isso sentimos o vazio,** mesmo tendo tudo que necessitamos na esfera material.

Não nos conhecemos e não reagimos adequadamente, somos joguetes das circunstâncias.

Quando começamos a questionar esses valores e muitas vezes nos revoltamos com suas regras, **iniciamos** nosso processo pessoal de individualização.

Esse é um período difícil, porque não aceitamos mais os valores que nos impõem mas ainda os nossos valores pessoais não estão muito claros para nós, estamos começando a conhecer a Árvore da Ciência do Bem e do Mal, decodificando o que faz bem e o que faz mal para nós.

Conhecemos então o estado de aridez, onde nada tem gosto ou sabor, e a vida se torna às vezes mais pesada ainda do que na fase inconsciente.

É preciso paciência nessa fase consigo próprio, não exigir demais de si mesmo, compreender a grande transição que estamos fazendo nesta vida – porque então nos tornamos conscientes de nossa imortalidade.

É a fase mais difícil, mas talvez seja a mais cheia de méritos pessoais, porque nos é exigido uma grande força de vontade, perseverança e confiança no Amor Divino.

Normalmente é uma fase solitária: não nos identificamos mais com a sociedade que nos cerca mas ainda não nos sentimos fazendo parte do Todo, não estamos integrados no Cosmos.

Mas é aí, nesse estado – semelhante ao casulo da borboleta – que poderemos forjar, ou melhor, desnudar nosso eu, conhecendo nossas máscaras, nossos subterfúgios.

Nessa fase o sofrimento de Cristo é um grande consolo: quem sofreu mais do que Ele? Então, por mais que soframos, temos Sua Companhia, e ela nos consola.

É como atravessar um rio caudaloso: quando conseguimos atingir a outra margem, temos a sensação de alívio pelo esforço realizado e usufruímos dos frutos dessa jornada:

- Um grande amor por tudo, por termos sido reintegrados, religados ao Cosmos.
- Um saudável amor por si mesmo e pelo próximo que inclui a autoproteção: temos mais facilidade em identificar as situações problemáticas em sua fase embrionária, agindo de forma preventiva.
- A liberação da Intuição, o mestre que cada um possui dentro de si.

Na verdade, começamos a exercer nosso livre-arbítrio, e temos então uma vida de escolhas pela frente dentro do conhecimento de nossa verdadeira natureza e do vislumbre real do Universo do qual já fazemos parte então conscientemente.

Nesta fase temos constantemente a alegria conosco.

Curando nosso eu interno e colaborando para a cura do planeta

> *Magia é perceber a natureza e sentir a graça especial de estarmos vivos, mesmo em meio às dificuldades e ao processo de desenvolvimento interno de autoconhecimento que nunca cessa.*

Muitos buscam com constância e sinceridade a resposta para a cura da Terra: a resposta que está dentro de cada um de nós e que acalma a nossa sede de segurança, compreensão, alegria.

A grande transformação está acontecendo da forma mais sutil que se possa imaginar.

Cada ser humano que se torna verdadeiro e transparente realiza a grande alquimia que transforma o mundo em um lugar sadio para se viver.

Já sabemos que o mestre é fundamental para que isso ocorra: o mestre aponta a verdade e, através do amor que emana, mostra o caminho que nos sustenta em nossa autocura e faz de nós seres sem manchas (ressentimentos, ódios, revoltas, incompreensões), porém sábios.

Precisamos curar-nos, limpar nossa visão interna para podermos ser **um** com o **verso**, com o "Universo".

Ser o que se é com transparência e em profundidade é a resposta para que a Vida se manifeste em toda sua plenitude.

E assim encontrar nosso centro, nossa estabilidade emocional, para que nossa vida se beneficie com esse encontro.

Nossa primeira relação, a relação básica, é com o Universo, com a Vida.

Conhecedores do bem e do mal, sabemos que a definição dessas fronteiras são difíceis de se delimitar e então podemos optar por tudo aquilo que aumenta nossa capacidade de ser feliz e nossa capacidade de não interferir no caminho do outro sem ser omisso.

Para isso é necessário ter desenvolvido o discernimento e a sabedoria.

Discernimento

Talvez um dos pontos mais difíceis de se alcançar é a qualidade do discernimento.

Discernir significa distinguir entre aquilo que é benéfico para nós e o que é maléfico, que nos causa perda de energia; entre o que nos aproxima de nosso ser essencial e o que nos afasta.

Isso se aplica a situações, pessoas, alimentos. A tudo.

Quando nossa sensibilidade e percepção estão acuradas o processo é espontâneo: nos afastamos naturalmente do que nos prejudica e procuramos naturalmente o que nos alimenta. É como se tivéssemos um radar.

Se tudo está em constante mutação, como encontrar minha estabilidade interna, meu centro, em meio à essas constantes mudanças?

Como já dissemos, nossa primeira relação deve ser estabelecida com a Vida.

Ao olharmos com mais atenção para o Cosmos, percebemos que a Vida tem certas características, segundo a natureza de cada um:

- O Sol brilha. Sabemos da enorme influência que exercem a luz e o calor do Sol sobre a Terra, mas deve-se notar que toda luz e todo calor aqui recebidos nada são comparados com a quantidade total partida incessantemente do Sol.

- "Se podemos viver e mover-nos, se nos cerca a abundância e a plenitude, se a natureza é linda, devemo-lo a um único corpo dos inúmeros corpos do espaço, e esse corpo é o Sol".
- Todo ser vivo depende do Sol para sua nutrição. No entanto, o Sol é somente uma modesta estrela, grande em relação à Terra e pequena em relação ao Universo.

Retomando nosso raciocínio, o Sol brilha.

A Terra recebe a luz solar e realiza movimentos harmônicos e repetitivos (rotação e translação) porém seu ponto no espaço nunca é o mesmo, é um ponto sempre novo em relação ao anterior.

A Lua também recebe luz solar, a transmite para a Terra e realiza movimentos em relação à Terra e ao Universo.

O oceano recebe influência lunar, e responde com marés e ondas. Uma onda se parece com a anterior e com a posterior, porém nunca uma onda é exatamente igual à outra.

A Unidade na Diversidade. A simplicidade na complexidade.

E assim o reino vegetal, o mineral e o animal se manifestam.

E nós? Só quando formos realmente espontâneos, expressão fiel de nossa natureza interna, puros em nossas intenções, poderemos através do tempo conhecer nossa verdadeira e íntima natureza e então SERMOS em plenitude.

O Sol é, a Terra é, a Natureza é.

A Bíblia se refere a Deus como "Aquele que é, que era e que há de vir".

E quando manifestarmos nossa essência real, nos surpreenderemos porque saberemos coisas, perceberemos, veremos o que nem sonhamos existir.

A Vida é muito mais do que ousamos perceber e imaginar.

Portanto, nossa relação básica é com a Vida, com o Universo. Nessa conexão repousa nossa estabilidade interna, fruto de toda coerência que brota dessa observação. Há algo mais estável e seguro do que o Sol sempre brilhar?

Mesmo em dias nublados ou chuvosos, sabemos, **temos certeza** que ele se encontra no céu, brilhando.

Essa certeza gera a convicção de que apesar do que possa parecer, estamos nas mãos d'Aquele que criou e mantém vivo esse fascinante Universo.

"Tudo se torna de modo espontâneo aquilo que deve ser, e tudo se torna belo, pois a vida tem uma luz interna que reflete a luz do céu, à qual deve involuntariamente obedecer." I CHING

"Do mundo dos fatos não conduz nenhum caminho para o mundo dos valores, porque estes vêm de outra região."

Einstein

Hemisfério Sul:		**Hemisfério Norte:**
CHÊN – Leste	Trovão	Leste
SUN – Nordeste	Vento	Sudeste
LI – Norte	Fogo	Sul
K'UN – Noroeste	Terra	Sudoeste
TUI – Oeste	Lago	Oeste
CH'IEN - Sudoeste	Céu	Noroeste
K'AN – Sul	Água	Norte
KÊN – Sudeste	Montanha	Nordeste

Baguá para o Hemisfério Sul

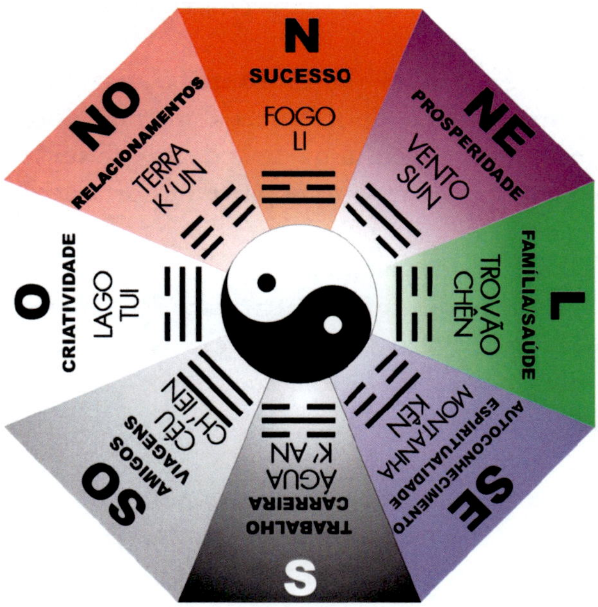

Leitura dos trigramas: do centro para fora e de baixo para cima.

Cada trigrama encerra uma idéia e corresponde às características de uma direção cardeal. Por essa razão, temos que aplicar um Baguá para os habitantes do Hemisfério Norte e outro para o Hemisfério Sul se quisermos ser fiéis à essência dos trigramas.

Chên	Família/Saúde	Primavera
Li	Sucesso	Pleno verão
K'un	Relacionamentos	Fim do verão
Tui	Criatividade/ Filhos	Outono
K'an	Trabalho/ carreira	Inverno

Uma visão sobre a polêmica adaptação do Baguá da Seqüência do Céu Posterior para o Hemisfério Sul

Quando entrei em contato com Feng Shui admirei-me da profundidade desse conhecimento e da capacidade dele em traduzir a mística em atitudes práticas.

Os místicos alcançam visões maravilhosas da realidade espiritual, mas só encontrei nas raízes do Feng Shui, no Livro das Virtudes de Lao Tsé e no Livro das Mutações – I Ching, a forma de simplificar esse conhecimento da obtenção do equilíbrio em torno de nós através da Escola dos Cinco Elementos, da Escola da Forma, e a aplicação dos Trigramas – fonte inesgotável de meditação e contemplação – de forma consciente.

O Feng Shui pretende trazer a harmonia celeste para a Terra e esses conhecimentos, aplicados com bom senso e discernimento, podem beneficiar muitas pessoas.

As Escolas de Feng Shui são milenares e suas aplicações também representam o contexto dessas épocas idas. Cada uma delas traz uma perspectiva diferente, valiosa, e nenhuma deve deixar de ser levada em consideração, sob pena de perdermos uma parte importante do prisma dessa Sabedoria.

"Tudo está em contínua mutação..."

"A energia deve fluir suavemente, como um riacho sinuoso que desce a montanha."

Essas palavras de Confúcio demonstram a consciência de que não devemos nos fixar no passado, mas aceitar a evolução, e quando se torna necessária uma expansão da visão, aceitá-la desde que convincente. Os novos conceitos iluminam a caminhada do ser humano através da História.

Durante milênios essa Sabedoria ficou restrita à China, e várias perspectivas na arte de harmonizar o ser humano com o Cosmos se originaram em solo chinês, que pertence ao Hemisfério Norte.

Durante muito tempo o Hemisfério Norte ignorou a existência do Hemisfério Sul. Portanto, muito provavelmente, o chinês não se preocupou em imaginar outras regiões com condições climáticas tão diferentes da sua.

Nesta polêmica quanto à adaptação do Baguá para o Hemisfério Sul concordamos que o Baguá da Seqüência do Céu Anterior não possa sofrer modificação: **esse Baguá tem o Céu como referência principal, não a Terra: os trigramas estão colocados em pares de opostos, não correlacionados com as direções cardeais.**

Porém, o Baguá da Seqüência do Céu Posterior, do Rei Wen – que criou os hexagramas – dá uma nova seqüência aos Trigramas e os associa às estações do ano que têm afinidades com a essência de cada trigrama.

Baguá da Seqüência do Céu Posterior – 1123 a.C

Rei Wen
Primavera – Leste – CHÊN
Outono – Oeste – TUI
Verão – Sul – LI
Inverno – Norte – K´AN

Rei Wen, portanto buscou a harmonia também com o Ch'i terrestre. É esse Baguá, o da Seqüência do Céu Posterior que precisa ser adaptado para o Hemisfério Sul.

Mais recentemente, Mestre Thomas Lin Yun (in memorian), fundou uma nova Escola de Feng Shui, A Escola do Chapéu Negro do Budismo Tântrico Tibetano.

Utilizou o Baguá da Seqüência do Céu Posterior e fixou a colocação da figura octogonal do Baguá com a porta de entrada do imóvel alinhado ao trigrama K'an – que corresponde ao Trabalho/Carreira nesta Escola.

Neste Baguá ele faz a leitura dos trigramas de fora para dentro, ao contrário do que se encontra no I Ching, mantendo a leitura original de baixo para cima.

Tradicionalmente essa leitura é feita do centro para fora, e de baixo para cima.

Estudei profundamente essa Escola e compreendi sua grande sabedoria: Mestre Lin Yun utiliza conhecimentos profundos da natureza humana, conhece o valor da percepção ambiental e sua relação com nosso bem-estar, valorizando todos os estudos nas diversas áreas, inclusive psicologia, cromoterapia, simbologia, para melhor adaptação da pessoa ao seu habitat.

Devo muito a essa visão sem preconceitos, livre, isenta. Um homem de coragem e de sabedoria.

Rendo também uma homenagem a todos que estudaram criteriosamente, desde tempos remotos, as relações e as influências que nós estabelecemos com nossos locais de trabalho e moradia, trazendo um legado inestimável para nossos dias.

Através dessas técnicas podemos minorar o sofrimento humano e aumentar nosso grau de compreensão de tudo que nos influencia, alcançando melhores níveis de bem-estar e plenitude.

Apesar de minha resistência natural em alterar essa visão da aplicação do Baguá da Escola do Chapéu Negro, Escola que alcançou inegável sucesso na harmonização ambiental, a leitura e o estudo do I Ching e de Lao Tsé aliadas à prática constante desse estudo em minha vida e em minha profissão me levaram a buscar a maior coerência na aplicação do Baguá na planta baixa do imóvel adotando os seguintes procedimentos:

- Voltar à posição original dos trigramas dentro do Baguá: DE BAIXO PARA CIMA E DO CENTRO PARA FORA.
- Adaptar os pontos cardeais para nosso Hemisfério.
- Adotar a utilização da bússola para determinar a posição dos trigramas. A bússola deve ser colocada no centro do imóvel, encontrado pela aplicação da figura geométrica octogonal, o Baguá.

É muito importante salientar que em nosso Hemisfério, a direção considerada mais favorável para a construção das edificações é a face Norte, enquanto que os antigos imperadores chineses tinham as portas de seu palácios voltados para o Sul, que corresponde ao nosso Norte.

Feng Shui, que pretende a plenitude do ser humano em todos os sentidos (físico, psíquico e espiritual) não poderia estar contrário a essa constatação elementar.

Conhecimento, ciência e verdade têm que caminhar juntos.

Afinal, creio que todos nós que trabalhamos nesse campo de estudo temos como meta utilizar esses conhecimentos preciosos, atualizá-los com liberdade de pensamento visando sempre uma maior harmonia da pessoa consigo própria, com a Terra e com o Céu, criando assim a base para relacionamentos construtivos e como conseqüência uma sociedade mais justa, próspera e feliz.

E isso não se faz sem um imenso respeito pela natureza de cada um, e a sagrada liberdade de pensamento.

Há muitas formas de se compreender a realidade. Nem todas estão certas, mas muitas estão.

A unificação das consciências pela Verdade:

Jesus, o Mestre dos Mestres, também pede que a ordem celeste reine em nosso planeta:

> "... Venha a nós o Vosso Reino,
> Seja feita a Tua Vontade
> Assim na Terra como no Céu".

"O Tao possui todas as coisas em plena abundância: este é o seu campo de ação.

Renova todas as coisas todos os dias: este é o seu glorioso poder."

(Wilhelm, Richard – I Ching – O Livro das Mutações –18ª. edição – p. 230 – Editora Pensamento – São Paulo – 1998.)

No céu, os fenômenos adquirem uma forma em virtude do movimento do sol, da lua e das estrelas. Esses fenômenos seguem leis definidas.

Em conexão com eles, formam-se configurações na Terra, que obedecem à leis idênticas. Com isso os fenômenos na Terra – o florescer e o frutificar, o crescimento e o declínio – podem ser calculados, caso se compreendam as leis do tempo.

Caso se conheçam as leis da mutação, poder-se-á calculá-la com antecedência, obtendo-se, assim, liberdade de ação. Mudanças são imperceptíveis tendências à divergência que, ao atingirem determinado ponto, tornam-se visíveis, provocando transformações.

(Idem, p. 219).

Feng Shui Lógico – A adaptação do Baguá da Seqüência do Céu Posterior para o Hemisfério Sul:

O Baguá (Pa Kuá). Essa figura geométrica é considerada o símbolo da Harmonia, representando a transição entre o quadrado e o círculo. Se o quadrado é o símbolo da Terra e o círculo simboliza o Céu, temos a figura intermediária mostrando a perfeita integração entre o mundo celeste e terrestre e ao ciclo das estações do ano.

São também oito os trigramas e cada um corresponde a uma direção cardeal e às características das estações do ano.

Os estudos esotéricos chineses evoluíram a partir do Princípio do Yin e do Yang ou Princípio da Polaridade.

Yin pertence ao feminino, à escuridão, à morte, à calma e à água. Yang pertence ao masculino, à luz, à vida, ao movimento e ao fogo. É a intersecção dessas duas energias que cria o Universo.

Baguá – Existem dois modelos: o de Fu-Hsi, **conhecido como Céu Anterior, e o do imperador** Wen, **chamado de Céu Posterior – este último é atualmente usado como principal ba-guá para análises de Feng Shui.**

O Baguá de Fu Hsi ou Seqüência do Céu Anterior:

Fu Hsi, um dos sábios mais antigos chineses, reconheceu que os oito elementos básicos do Universo podiam ser explicados como uma combinação de três linhas yin, interrompidas, ou três linhas Yang contínuas.

Esses trigramas fundamentais receberam o nome do elemento que representavam:

Céu, Terra, Trovão, Água, Montanha, Vento, Fogo e Lago.

Por volta de 1123 a.C., o Rei Wen, do Estado de Zhou, criou os hexagramas, que são dois trigramas um sobre o outro, formando figuras de seis linhas.

Existem 64 possíveis combinações dos oito trigramas, que podem produzir um hexagrama estável ou dois, que retrata uma situação em movimento.[39]

Este Baguá não deve sofrer alteração, porque tem como referência principal o Céu, não a Terra: os trigramas estão colocados em pares de opostos, não associados ao ciclo das estações do ano, inversas nos hemisférios norte e sul.

---

[39] Clark, Mary – I Ching – Ed. Avatar – 1999.

Ba-guá da Seqüência do Céu Anterior

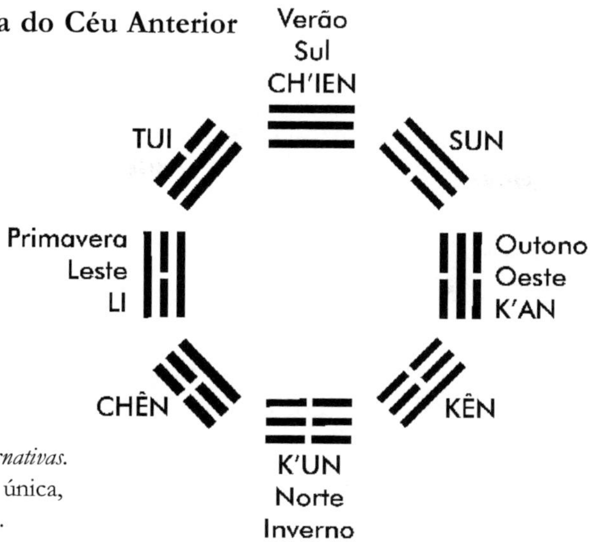

Fonte: *Revista Terapias Alternativas.* Conheça Feng Shui, edição única, Editora Escala, Ano 1, nº 3.

O Baguá do Rei Wen ou Seqüência do Céu Posterior:

Rei Wen ascendeu ao trono cerca de 1150 a.C. Foi o começo de relativa paz, estabilidade, prosperidade e expansão de autoridade imperial. Wen, soberano tolerante e generoso, governou de acordo com os princípios do confucionismo, evitando extravagâncias, solicitando o conselho de políticos eruditos e – o que é mais surpreendente, à luz de toda a história da China – aliviando o fardo do homem comum. Eliminou as duras sanções por criticar o governo e diminuiu os impostos sobre a produção agrícola. O número de execuções reduziu e não mais se queimaram livros. Wen e seus sucessores dividiram os reinos provinciais em estados cada vez menores, ao mesmo tempo em que aumentavam e consolidavam o controle imperial.

Ba-guá da Seqüência do Céu Posterior

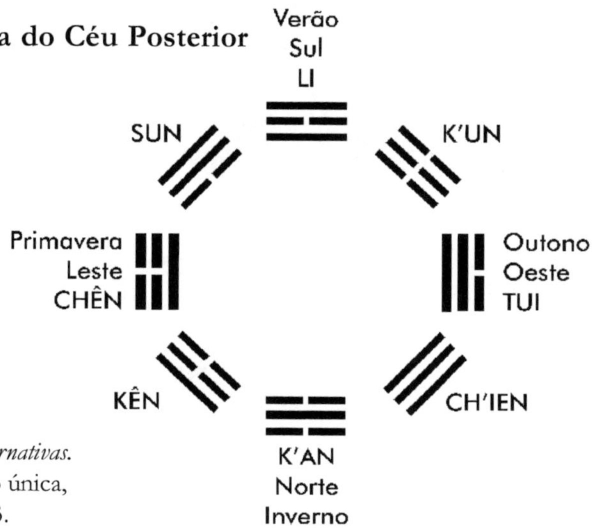

Fonte: *Revista Terapias Alternativas.* Conheça Feng Shui, edição única, Editora Escala, Ano 1, nº 3.

O Baguá da Escola do Chapéu Negro do Budismo Tântrico Tibetano:

Escola do Chapéu Negro do Budismo Tântrico Tibetano – Fundada pelo Mestre Thomas Lin Yun, é uma fusão de budismo tibetano, taoísmo e Feng Shui, com objetividade. Através da aplicação de vários conhecimentos modernos, estudo dirigido de autoconhecimento, cromoterapia, uso de cristais para criar equilíbrio, plantas, aromas, uso inteligente de luminárias, tecidos e tudo que abrange a criação de bem-estar, atualizou essa técnica tendo grande repercussão sobre o Ocidente.

Thomas Lin Yun faleceu em 2010 em Berkeley, Califórnia, USA.

Essa Escola utiliza o Baguá da Seqüência do Céu Posterior, do Rei Wen.

No Baguá utilizado pelo Rei Wen os trigramas são lidos de baixo para cima e do centro do Baguá para fora.

No Baguá do mestre Thomas Lin Yun os trigramas são lidos de baixo para cima e de fora para dentro.

No Feng Shui Lógico vamos seguir o I Ching: os trigramas devem ser lidos de baixo para cima e do centro para fora.

Aplicamos a bússola para conhecermos as reais direções do imóvel. A bússola é colocada no centro do Baguá.

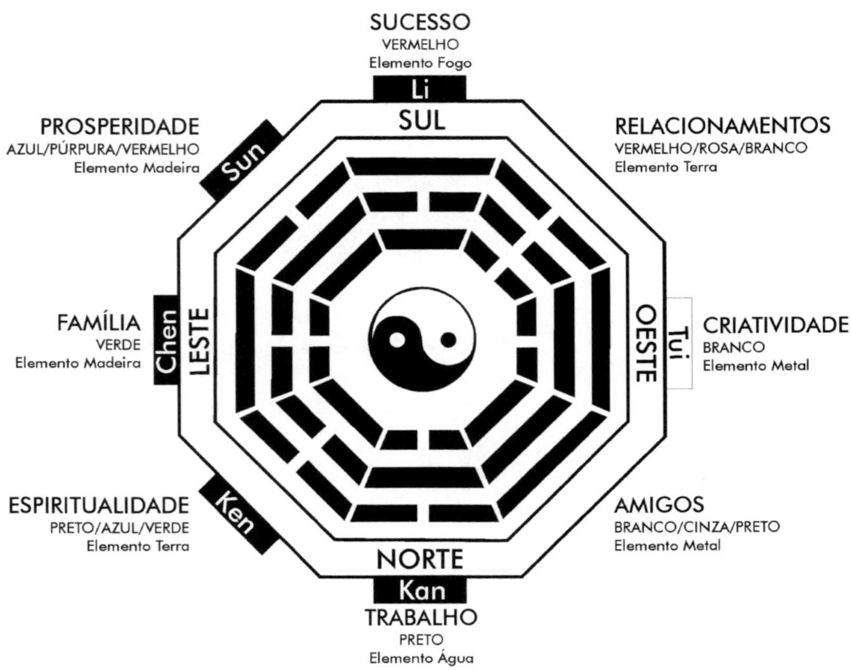

Fonte: *Revista Terapias Alternativas*. Conheça Feng Shui, edição única, Editora Escala, Ano 1, nº 3.

O Baguá no Hemisfério Sul seguindo a Seqüência do Céu Posterior – Rei Wen:

Feng Shui nasceu na China, no Hemisfério Norte.

Os trigramas foram concebidos relacionados com as direções segundo esse ponto de referência, o Hemisfério Norte, segundo o seguinte texto retirado do I CHING.[40]

Seqüência do Céu Posterior ou Ordem Interna do Mundo atribuído ao Rei Wen.

"Os trigramas aqui são retirados de seu agrupamento em pares de opostos e apresentados segundo a seqüência temporal em que se manifestam no plano fenomênico durante o ciclo do ano. Assim sendo, a ordenação dos trigramas sofre modificações essenciais. Estabeleceram-se **correlações** entre os **pontos cardeais** e as **estações do ano.**"[41]

A China estando no Hemisfério Norte tem um ciclo anual inverso ao nosso no Hemisfério Sul.

Norte é sempre Norte, em qualquer parte do planeta, mas depende do ponto de referência onde nos encontramos para sentirmos os efeitos climáticos correspondentes.

No Hemisfério Sul, onde estamos, as posições dos trigramas no Baguá devem ser alteradas para que estejam de acordo com nossa posição geográfica, abaixo da linha do Equador.

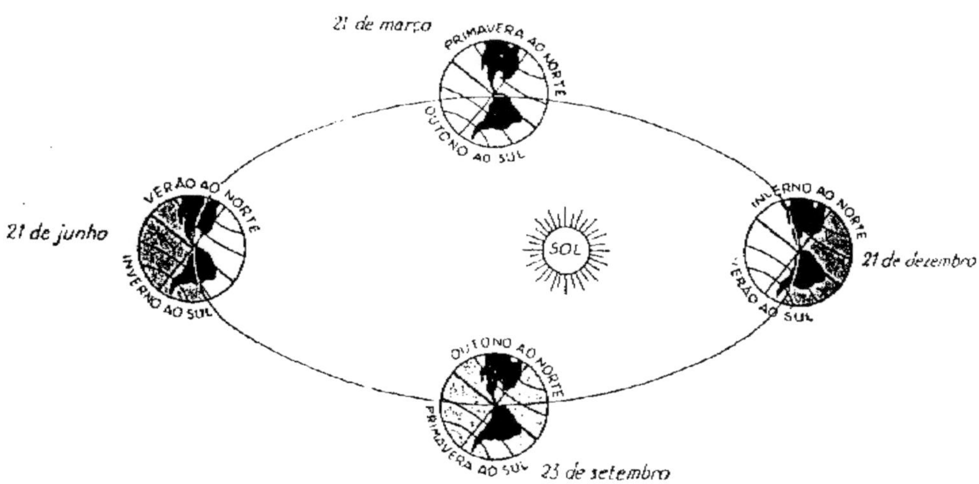

Desenho Tesouro da Juventude Vol. I p. 133.

[40] O Livro das Mutações – p. 207.

[41] I Ching – O Livro das Mutações.

O I CHING relaciona os trigramas com as estações do ano no Hemisfério Norte e às características de seus pontos cardeais correspondentes os quais estão em posição inversa à nossa. Quando lá é verão (que associam ao Sul) aqui é inverno.

Aqui cabe uma explicação:

Os chineses associaram o Norte ao frio, ao elemento água.

A Escola dos Animais coloca a Tartaruga nessa posição, e ela nos diz que temos que nos proteger de ventos frios, que temos que proteger nossas costas. Ora, para os chineses, do Norte vem o frio, do Pólo Norte. Mas para nós, o vento frio vem do Sul.

Isso fica mais claro quando percebemos que o Sul era correspondente ao Elemento Fogo, ao Sol do meio-dia, ao verão. Os chineses provavelmente não tinham noção da Terra como um globo, pois associaram a Terra ao quadrado, e o Sol à Linha do Equador (local mais quente do globo).

Portanto, seguindo a linha de pensamento chinesa, os trigramas ficarão em posição contrária no Hemisfério Sul.

De costas para o Pólo Norte, o Sul fica à minha frente; de costas para o Pólo Sul, o Norte fica à minha frente.

Se quisermos ser fiéis à idéia de harmonia com o Cosmos intuída pelos chineses há milênios não podemos esquecer as direções que cada trigrama corresponde, pois estaríamos adulterando a essência dos trigramas.

Baguá da Seqüência do Céu Posterior:

Os trigramas, portanto associaremos assim, respeitando a seqüência do Céu Posterior:

Hemisfério Sul:		**Hemisfério Norte:**
CHÊN – Leste	Família/Saúde	Leste
SUN – Nordeste	Prosperidade	Sudeste
LI – Norte	Sucesso	Sul
K'UN – Noroeste	Relacionamentos	Sudoeste
TUI – Oeste	Criatividade/Filhos menores	Oeste
CH'IEN – Sudoeste	Amigos/Viagens	Noroeste
K'AN – Sul	Trabalho	Norte
KÊN – Sudeste	Autoconhecimento	Nordeste

Aplicando dessa forma o Baguá estaremos recebendo as energias benéficas coerentes com as propriedades dos trigramas, e usufruindo das forças da natureza favoráveis a essas características.

Continuando,

Feng Shui é o estudo para harmonização de ambientes e pessoas através da observação direta da Natureza, seus ciclos e como somos afetados por eles.

É um **instrumento** para atingirmos nossa harmonia com a vida, de uma forma mais ampla.

Na Natureza uma fase já contém o embrião da próxima. Assim, os dias se sucedem e as estações do ano também. Nada é exatamente igual como um dia já foi, mesmo em características muito semelhantes.

Essa compreensão é fundamental. A partir dessa Sabedoria, podemos até prever os acontecimentos futuros, porque conhecendo as sementes das ações podemos ver como as situações se desenrolam. E assim nos tornamos co-autores de nosso destino.

Um pouco de História: (extraído do livro "E a Luz se fez" - Rudolf Thiel – Ed. Melhoramentos)

"É difícil imaginar hoje, como era o mundo, quando os homens viviam ainda em uma terra inexplorada, sem mapas, sem noção a respeito de nosso globo, salvo a de uma extensão imensurável.

Existem apenas direções celestes. Na Terra todas as direções se equivalem. É do céu que vem a orientação.

Do Oriente (daí o significado do verbo orientar-se, voltar-se para a Luz) nasce a Luz, o Sol, que corresponde à direção cardeal Leste.

Das direções celestes, a princípio só se levaram em consideração o Leste e o Oeste, o nascente e o poente. A noção do Norte resultou de uma observação um tanto difícil: nem todos os astros surgiam e desapareciam; alguns moviam-se, descrevendo um círculo em determinado ponto cardeal. Sete estrelas luminosas, dispostas em uma ordem peculiar, girando em torno de um ponto.

Sete bois chamavam os romanos a essas estrelas e ao centro de sua rotação, o Norte.

Os gregos viam nelas um urso; daí a "terra dos ursos", as terras árticas. A maioria dos povos, porém, falavam do "Grande Carro", cuja marcha lhes indicava com segurança o pólo da rotação celeste, o Norte.

Qual seria a visão dos chineses há milênios atrás?

Veneração especial tributavam os chineses a esse indicador noturno. Sempre atribuíram grande importância às quatro direções celestes. Deram-lhes um centro, no alto a estrela polar, em baixo a própria China, "o império do meio", em torno do qual se agrupava um mundo terrestre quadrangular. Desse conceito derivou uma concepção do Universo, uma teoria universal, esquema de todas as idéias fundamentais do pensamento chinês. Foi a padronização mais enérgica já alcançada pelo espírito humano.

Nota - *Astronomia: O Norte está situado na direção de um dos pontos (pólos) em que o eixo de rotação da Terra corta a superfície terrestre, de tal forma que um observador que dê sua direita ao nascente terá o Norte à sua frente. Caso o observador esteja colocado sobre o Pólo Norte, verá as estrelas se deslocarem no sentido inverso ao dos ponteiros do relógio.*[42]

Aos quatro pontos cardeais e ao seu centro os chineses ligaram as constelações e os planetas, a duração do dia e as estações do ano, os elementos da matéria, as propriedades fundamentais das coisas, a classificação dos animais e dos vegetais, as vísceras principais do homem, os fatos capitais da vida espiritual; finalmente as épocas mais importantes da história, sob seus imperadores lendários, e tudo quíntuplo.

Posição especial ocupavam só o Sol e a Lua, princípio masculino e princípio feminino, Yang e Yin, ambos suscetíveis de se combinarem com qualquer conceito isolado do esquema geral de idéias. A astrologia medieval teceu uma teia análoga de relações; mas a chinesa foi muito mais significativa, mais espiritual: **uma filosofia universal, em alicerces astronômicos.**"[43]

Portanto,

Concebiam a Terra de forma quadrada (a moeda chinesa mostra a terra, quadrada, inserida no céu – circular).

Contemplando o céu, perceberam que algumas estrelas giravam em torno de um ponto celeste (A constelação do Dragão, que estava localizada no Norte da Terra e que simbolicamente segurava em uma de suas patas a Estrela Polar) que identificaram com a direção Norte.

Daí nasceu a concepção de Norte/Sul, que junto com o Leste/Oeste passou a ser o referencial para as outras direções.

Os templos, os monumentos, os túmulos alinhavam-se rigorosamente em direção ao Norte (corresponde ao Sul no Hemisfério Sul); o trono imperial, a cadeira do chefe da família, a entrada principal de uma habitação olhavam, com a mesma exação rigorosa, para o Sul (corresponde ao Norte no Hemisfério Sul).

- Na Antigüidade, quando os governantes chineses davam audiência, sentavam-se voltados para o Sul, região de Li, o Fogo, o Sol, a Luz. Por isso também havia o hábito de se realizar o ritual de consulta oracular com o consulente sentado voltado para o Sul. (Corresponde ao Norte no Hemisfério Sul).

---

[42] Grande Enciclopédia Larousse Cultural, 1995.

[43] Thiel, Rudolf - "E a Luz se fez..." – p. 17 – Ed. Melhoramentos.

• "A posição externa simbolizava a atitude interna. Voltar-se para a Luz significa voltar-se para o que permite ver e entender."[44]

Essas descobertas foram simultâneas, como demonstra a bússola denominada Feng Shui, que mostrava informações astrológicas, a direção geográfica, as formas da paisagem e os trigramas, símbolos retirados do antigo Livro das Mutações.[45]

Depurando os conceitos à luz da evolução dos conceitos científicos:

Com o passar dos anos, sucederam-se Escolas que utilizavam perspectivas diferentes, todas visando o mesmo fim: a harmonia do homem com o Céu e a Natureza (Terra).

À luz dos conhecimentos científicos atuais algumas explicações ficaram inconsistentes, mesmo respeitando-se seu lado transcendental e o poder do pensamento, fatos incontestáveis hodiernamente. É necessário filtrar tantas informações e levar em conta as diferenças sazonais, já que esse sistema baseia-se principalmente nas estações do ano e nas peculiaridades e símbolos, muitas vezes próprio de determinadas regiões ou estações.

O Feng Shui hoje:

Cada Escola busca equilíbrio e sob essa ótica toda procuram instalar a harmonia através de seus procedimentos. ***O Baguá da Seqüência do Céu Posterior foi concebido levando em consideração as direções cardeais,*** portanto é de fundamental importância aplicar a figura octogonal, o Ba-guá respeitando sua origem e associando-o aos pontos cardeais e ao ciclo das estações do ano, inversas nos dois hemisférios.

O Hemisfério Norte desconhecia nesse tempo a outra parte do globo, o Hemisfério Sul. Ainda hoje é difícil encontrar livros escritos no Hemisfério Norte que levem em consideração as diferenças climáticas para nosso Hemisfério e adaptem seus conceitos à nossa realidade.

A China (Hemisfério Norte) olhando para o Sul encontra as zonas tropicais e o Equador, consideradas as zonas mais quentes do Globo.

O Brasil (Hemisfério Sul) vai de encontro à linha do Equador olhando para o Norte.

Portanto,

É imprescindível o ajuste dos trigramas: se para o Hemisfério Norte o Elemento Fogo associa-se ao Sul (com toda razão), para o Hemisfério Sul o Elemento Fogo associa-se ao Norte. ***É um ajuste técnico.***

---

[44] Wilhelm, Richard – I Chin – O Livro das Mutações – p. XV – Ed. Pensamento – 1998.
[45] Atlas do Extraordinário – Lugares Misteriosos – Vol. II p. 122.

Alguns conceitos permanecem intocáveis, apesar de adaptados às situações de forma inteligente e não dogmática.

Encontramos um ser humano hoje pronto a perceber seu mundo interno e externo através do desenvolvimento dos conceitos científicos e da tecnologia altamente especializada e que se especializa cada vez mais. Percebemos o infinito com muito mais propriedade: os conceitos são aperfeiçoados a cada dia, diante de novas constatações. Nada tão moderno como os conceitos do Livro das Mutações e sua filosofia.

Na conquista da Harmonia Pessoal, observamos que através da **Meditação** e da Respiração Plena vamos expandindo nossa consciência e aumentando nosso grau de compreensão do mundo.

Não podemos nos esquecer do poder que os pensamentos exercem em nossa vida.

Amit Goswami, físico indiano, autor do livro "O Universo Autoconsciente – a consciência cria a realidade" - 3ª. ed. - Ed. Rosa dos Tempos – 2000, mais recentemente demonstrou que o mundo físico é conseqüência do mundo das idéias, portanto, através de como pensamos estamos criando nossa realidade.

O presente é fruto de nosso passado.

Acrescenta-se a cromoterapia e sua influência, o significado das cores.

O campo de energia dos cristais, os aromas e seus efeitos.

O poder dos vegetais, das plantas e como podem nos auxiliar a criar um ambiente benéfico.

Tanta informação e como integrar tudo isso, interagindo esses conhecimentos para usufruir de maior qualidade de vida?

O Feng Shui é uma dessas ferramentas que bem utilizadas vão auxiliando a fazer essa integração.

"Só é feliz quem descobre, aceita e ama o seu próprio caminho."
(Autor desconhecido)

BIBLIOGRAFIA

AGOSTINHO, Santo. *A Verdadeira Religião*. Edições Paulinas, São Paulo, 1987.

________________. *Cartas a Proba e a Juliana*. Edições Paulinas, São Paulo, 1987.

________________. *Confissões*. 9ª ed., Livraria Apostolado da Imprensa, Porto, 1977.

ALIGHIERI, Dante. *A Divina Comédia*. Editora Itatiaia, Belo Horizonte, Editora da Universidade de São Paulo, 1976.

ATLAS DO EXTRAORDINÁRIO. Lugares Misteriosos. vol. II – *Geomancia – A misteriosa arte da "instalação"*. Ediciones del Prado, Espanha, 1995.

AUBIER, Catherine. *Zodíaco Chinês*. 6ª ed., Editora Pensamento, São Paulo, 1992.

BACH, Richard. *A História de Fernão Capelo Gaivota*. Editora Nórdica, Rio de Janeiro.

BARGELLINI, Piero. *São Francisco de Assis*. Editora Universidade de Brasília, Brasília, 1980.

BATÀ, Ângela Maria La Sala. *Guia para o conhecimento de si mesmo*. 7ª ed., Editora Pensamento, São Paulo, 1995.

________________. *Os sete temperamentos humanos*. 6ª ed., Editora Pensamento, São Paulo, 1996.

BENÍTEZ, J. J. *O Enviado*. 2ª ed., Círculo do Livro, São Paulo, 1993.

BESANT, Annie. *Dharma*. Editora Pensamento, São Paulo.

Bíblia Sagrada. Antigo e Novo Testamento. Tradução dos originais mediante a versão dos Monges de Maredsous (Bélgica). 25ª ed., Ed. Ave Maria, São Paulo, 1978.

Bíblia Sagrada. Tradução de Padre Antônio Pereira de Figueiredo. Edição Barsa, Rio de Janeiro, 1964.

BRÓLIO, Dr. Roberto. *Psicologia da Alma*. Editora Fé, São Paulo, 1998.

BROWNE, Sylvia. *O outro lado da Vida*. 3ª ed., Editora Sextante, Rio de Janeiro, 2000.

CAMPADELLO, Pier. *Feng Shui – Para Harmonizar Seu Lar e Sua Vida*; 9ª ed., Editora Madras, São Paulo, 1999.

CAPRA, Fritjof. *O Tao da Física*. 19ª ed., Ed. Cultrix, São Paulo, 1999.

CASTAÑEDA, Carlos. *O Poder do Silêncio*. 11ª ed., Editora Nova Era, Rio de Janeiro, 2001.

CHEVALIER, Jean; GHEERBRANT, Alain. *Dicionário de Símbolos*. 13ª ed., Editora José Olímpio, Rio de Janeiro, 1999.

CHOPRA, Deepack. *As Sete Leis Espirituais do Sucesso*. 21ª ed., Editora Best Seller, São Paulo, 1998.

________________. *Conexão Saúde*. Editora Best Seller, São Paulo.

CLARK, Mary. *I Ching*. Editora Avatar, São Paulo, 1999.

Coletânea de autores. *Pequena Filocalia.* O livro clássico da Igreja Oriental. Ed. Paulinas, São Paulo, 1984.

COMBLIN, José; MESTERS, Carlos; FERREIRA, Maria Emília. *Palavras dos Antigos.* Sentenças dos Padres do Deserto. Ed. Paulinas, São Paulo, 1985.

________________. *Pequena Filocalia.* O livro clássico da Igreja Oriental. Edições Paulinas, São Paulo, 1984.

________________. *Relatos de um Peregrino Russo.* 2ª ed., Ed. Paulinas, São Paulo, 1985.

COSTA, Jurandir Freire. *Sem fraude nem favor – estudos sobre o amor romântico.* Editora Rocco, Rio de Janeiro, 1998.

DACQUINO, Giacomo. *Viver o Prazer.* Edições Paulinas, São Paulo, 1992.

DETHLEFSEN, Thorwald; DAHLKE, Rüdiger. *A doença como caminho.* 6ª ed., Editora Cultrix, São Paulo, 1998.

DETHLEFSEN, Thorwald. *O Desafio do Destino.* 3ª ed., Editora Pensamento, São Paulo, 1999.

DI BERARDINO, Pedro Paulo. *São João da Cruz – doutor do "Tudo ou Nada".* Ed. Paulinas, São Paulo, 1992.

DIMITRIUS, Jo-Ellan; MAZZARELLA, Mark. *Decifrar Pessoas* – Como entender e prever o comportamento humano. 17ª ed., Alegro, São Paulo, 2000.

DRUMMOND, Henry. *O Dom Supremo.* Adaptação de Paulo Coelho. Editora Rocco, Rio de Janeiro, 1995.

DUNCAN, Anthony. Jesus – *Ensinamentos essenciais.* 1ª ed., Ed. Cultrix, São Paulo, 1987.

DY, Victor L. *Feng Shui Básico.* Editora Ground, São Paulo, 1993.

Enciclopédia Barsa. Encyclopaedia Britannica Editores Ltda. Editora Melhoramentos. São Paulo, 1967.

Evangelho de Jesus, O. Co-edição. Ist. S. Gaetano. Itália e Edições Paulinas. Rio Grande do Sul, 1971.

FISCHER, Louis. *Gandhi.* Martin Claret Editores Ltda., São Paulo, 1983.

FORBES SCHEEPMAKER, Maria. *Afinal, o que é Feng Shui?* Ed. Aquariana Ltda., São Paulo, 1999.

FRANKL, Viktor E. *Psicoterapia e o Sentido da Vida.* Fundamentos da Logoterapia e Análise Existencial. 3ª ed., Editora Quadrante, São Paulo, 1989.

GIBRAN, Khalil Gibran. *Jesus – O Filho do Homem.* Mansour Challita, Apex Gráfica Editora Ltda., Rio de Janeiro, 1976.

________________. *O Profeta.* 7ª ed., Editora Civilização Brasileira S/A, Rio de Janeiro, 1970.

GIKOVATE, Flávio. *O Instinto do Amor.* 4ª ed., MG Ed. Associados, São Paulo, 1979.

________________. *O Instinto Sexual.* 3ª ed., MG Ed. Associados, São Paulo, 1980.

GOSWAMI, Amit. *O Universo Autoconsciente*: como a consciência cria o mundo material. 3ª ed., Ed. Rosa dos Tempos, Rio de Janeiro, 2000.

Grande Enciclopédia Larousse Cultural. Editora Nova Cultural. São Paulo, 1998.

GREHAN, Riley. *Visions of Wright.* New York, 1997.

GRIMANI, Sandro. *O Cristo Místico de São João da Cruz.* Edições Loyola, São Paulo, 1989.

HAPPÉ, Robert. *Consciência é a Resposta.* 5ª ed., Editora Talento, São Paulo, 1997.

HILTON, Suzan. *O Feng Shui da Prosperidade.* Editora Bertrand Brasil, Rio de Janeiro, 2003.

HOLMES, Marjorie. *Os amantes da Galiléia.* Editora Artenova S.A., Rio de Janeiro, 1973.

HUIBERS, Jaap. *Aquário – A Nova Era.* Hemus Editora Ltda., São Paulo, 1984.

HUXLEY, Aldous. *Admirável Mundo Novo.* 18ª ed., Editora Globo, São Paulo, 1992.

JAVANE, Faith; BUNKER, Dusty. *A Numerologia e o Triângulo Divino.* 4ª ed., Editora Pensamento, São Paulo, 1999.

JOÃO DA CRUZ, São. *Obras Completas.* 2ª ed., Editora Vozes, Petrópolis, Rio de Janeiro.

JOHSON, Robert A. *WE – A chave da psicologia do amor romântico.* Editora Mercuryo, São Paulo, 1987.

KENNEDY, David Daniel. *Dicas de Feng Shui para uma vida melhor.* 2ª ed., Editora Bertrand Brasil Ltda., Rio de Janeiro, 2001.

KRISHNAMURTI, Jiddu. *A Mente e o Medo*. Ediouro, Rio de Janeiro.
KUSCHEL, Dr. Gerald. *Libertação Interior*. Editora Melhoramentos, São Paulo, 1982.
LAM Kan Chuen. *O Livro do Feng Shui*. Como criar um ambiente mais saudável em casa e no trabalho. Ed. Manole, São Paulo, 1998.
LAO TSÉ. *Tao Te King. O Caminho das Virtudes Supremas*. Tradução e adaptação de Albe Pavese, Madras Livraria e Editora, São Paulo, 1997.
________________. *Tao Te King*. Tradução e notas de Huberto Rohden. 13ª ed., Editora Martin Claret, São Paulo.
LARRAÑAGA, Inácio. *Mostra-me o Teu Rosto*. 14ª ed., Edições Paulinas, São Paulo, 1989.
________________. *O Silêncio de Maria*. 16ª ed., Edições Paulinas, São Paulo, 1987.
________________. *Suba Comigo*. 4ª ed., Edições Paulinas, São Paulo, 1984.
LEADBEATER, C.W. – *O Lado Oculto das Coisas*. Editora Pensamento, São Paulo, 1996.
LEPETIT, C. *O Parceiro Invisível*. Charles de Foucauld, Edições Paulinas, São Paulo, 1982.
LINN, Denise. *Descendentes*. Bertrand Brasil, Rio de Janeiro, 1999.
____________. *Espaço Sagrado*. Editora Bertrand Brasil, Rio de Janeiro, 1998.
____________. *Feng Shui para a Alma*. Editora Bertrand Brasil, Rio de Janeiro, 2003.
LISIEUX, Teresa de. *Conselhos e Lembranças*. Edições Paulinas, São Paulo, 1984.
LONGLAND, Stella; OSBORN, Marijane. *O jogo de runas*. 2ª ed., Edições Siciliano.
MACLAINE, Shirley. *Em Busca do Eu*. 3ª ed., Editora Record, Rio de Janeiro, 1989.
MARTINGAY, Claude. *As Portas do Silêncio*. Edições Paulinas. São Paulo, 1978.
MENDES NETTO, Daniel. *I Ching Numerológico*. Editora Berkana, São Paulo, 2001.
MIRANDA, Caio. *Vence tua angústia com a LAYA-YOGA*. Edições de Ouro, Rio de Janeiro.
MONTEIRO, Irineu. *Einstein – Reflexões Filosóficas*. 3ª ed., Editora Martin Claret, São Paulo, 1988.
NAIMY, Mikhail. *O Livro de Mirdad*. Lectorium Rosiacrucianum, São Paulo, 1965.
OCCHIALINI, Silvana Helena. Apostilas do curso de Feng Shui. São Paulo, 1999.
OKAMOTO, Jun. *Percepção Ambiental e Comportamento*. 2ª ed., IPSIS Gráfica e Editora S/A, São Paulo, 1999.
ORNISH, Dean, M.D. *Amor e Sobrevivência*. Editora Rocco, Rio de Janeiro, 1998.
OSHO. *O que é meditação*. 3ª ed. Editora Ediouro, Rio de Janeiro, 1997.
PUGLIESI, Márcio; LIMA, Norberto de Paula Lima (tradutores). *O Livro de Enoch*. Editora Hemus, São Paulo, 1982.
REDFIELD, James. *A Profecia Celestina*. Editora Objetiva, Rio de Janeiro, 1994.
REDFIELD, James & ADRIENNE, Carol. *Guia de leitura de A Profecia Celestina*. Editora Objetiva, Rio de Janeiro, 1995.
Revista Terapias Alternativas. Conheça Feng Shui. Edição única, Ano 1. Editora Escala.
RISEMAN, Tom. *Introdução ao I Ching*. Hemus Editora Ltda., São Paulo, 1983.
ROBERTSON, Robin. *Guia Prático da Psicologia Junguiana*. Editora Cultrix, São Paulo, 1995.
ROCHA, Frei Mateus. *Quem é este Homem?* 5ª ed., Livraria Duas Cidades, São Paulo, 1976.
ROHDEN, Huberto. *Einstein – O enigma da Matemática*. 3ª ed., Editora Alvorada, São Paulo, 1980.
__________________. *O Quinto Evangelho*. 6ª ed., Editora Martin Claret, São Paulo.
__________________. *Porque sofremos*. 9ª ed., Editora Alvorada, São Paulo, 1989.
__________________. *Rumo à Consciência Cósmica*. 6ª ed., Alvorada Editora e Livraria Ltda.
ROSSBACH, Sarah. Lin Yun – *Feng Shui e a Arte da Cor*. 5ª ed., Editora Campus Ltda., Rio de Janeiro, 1998.
__________________. *Feng Shui – Como viver melhor em sua casa*. 3ª ed., Ediouro, Rio de Janeiro, 1998.
__________________. *Feng Shui – Decoração de Interiores*. 5ª ed., Ediouro, Rio de Janeiro, 1999.
SANCHEZ, Mário. *H'sui Ramacheng. A Mensagem Eterna dos Mestres*. 4ª ed., Imery Publicações Ltda., Goiânia, 1984.

SAINT- EXUPÉRY, Antoine. *O Pequeno Príncipe*. 11ª ed., Editora Agir, Rio de Janeiro, 1964.
SANTOPIETRO, Nancy. *Feng Shui – Harmonia dos Espaços*. 3ª ed., Editora Nova Era, Rio de Janeiro, 1999.
SCIADINI, Patrício. *San Juan de La Cruz – O Poeta de Deus*. Editora Palas Athena, São Paulo, 1989.
SENA, Santa Catarina de. *O Diálogo*. Edições Paulinas, São Paulo, 1984.
SKINNER, B. F. *Ciência e Comportamento Humano*. Brasília Editora.
SOLANO, Arquiteto Carlos. *Feng Shui Kan You – Arquitetura Ambiental Chinesa*. 2ª ed., Editora Pensamento, São Paulo, 2001.
TERESA DE CALCUTÁ, Madre. *O Amor: Um Fruto Perene*. Editora Civilização Brasileira S.A., Rio de Janeiro, 1990.
TERESA DE JESUS, Santa. *Caminho de Perfeição*. Edições Paulinas, São Paulo, 1977.
________________. *Castelo Interior ou Moradas*. 2ª ed., Edições Paulinas, São Paulo, 1982.
________________. *Livro da Vida*. Edições Paulinas, São Paulo.
TERESA DE LOS ANDES. *Deus, Alegria Infinita*. Edições Loyola, São Paulo, 1993.
TERESA DO MENINO JESUS, Santa. *História de uma Alma*. 6ª ed., Edições Paulinas, São Paulo, 1986.
THESENGA, Susan. *O Eu Sem Defesas*. Editora Cultrix, São Paulo, 2000.
THIEL, Rudolf. *E a Luz se fez... O Romance da Astronomia*. Editora Melhoramentos, São Paulo.
TISSOT, Joseph. *A arte de aproveitar as próprias faltas*. 2ª ed., Editora Quadrante, São Paulo, 1995.
TOO, Lílian. *Feng Shui – Fama*. Editora Avatar, São Paulo, 1997.
TULKU, Tarthang. *Gestos de Equilíbrio*. 11ª ed., Editora Pensamento, São Paulo, 1997.
UNDSET, Ingrid. *Catarina de Sena*. Editorial Aster, Lisboa.
VINCI, Leonardo da. *Fábulas e Lendas*. Círculo do Livro, São Paulo, 1980.
YAMAMOTO, Celso. *Feng Shui – A Arquitetura Sagrada do Oriente*. Editora Ground, São Paulo, 1997.
YOGANANDA, Paramahansa. *Autobiografia de um Yogue Contemporâneo*. Summus Editorial Ltda., São Paulo, 1976.
W. M. Jackson, INC. Editores. *Tesouro da Juventude*. Editora Brasileira Ltda., São Paulo, 1961.
WALKER, Brian. *Hua Hu Ching – Os ensinamentos desconhecidos de Lao Tsé*. Editora Best Seller, São Paulo, 1992.
WEBSTER, Richard. *Feng Shui para o Jardim*. Editora Pensamento, São Paulo, 1999.
WEIL, Pierre; TOMPAKOW, Roland. *O Corpo Fala*. 53ª ed., Editora Vozes, Petrópolis, 2001.
WEISS, Brian L., M.D. *A cura através da Terapia das Vidas Passadas*. 6ª ed., Editora Salamandra, Rio de Janeiro, 1996.
WILHELM, Richard. *I Ching – O Livro das Mutações*. Prefácio de C.G. Jung. 18ª ed., Editora Pensamento, São Paulo, 1998.
WYDRA, Nancilee. *Feng Shui – O Livro das Soluções*. 5ª ed., Editora Pensamento, São Paulo, 1999.
ZACHARIAS, José Jorge de Morais. *Entendendo os tipos humanos*. Editora Paulus, São Paulo, 1995.